Le

SYSTÈME LYMPHATIQUE

CONSIDÉRÉ SOUS LES RAPPORTS

ANATOMIQUE, PHYSIOLOGIQUE

ET PATHOLOGIQUE.

Ouvrages de M. Breschet,

QUI SE TROUVENT CHEZ LE MÊME LIBRAIRE.

ETUDES ANATOMIQUES, PHYSIOLOGIQUES ET PATHOLOGIQUES DE L'ŒUF DANS L'ESPÈCE HUMAINE, et dans quelques unes des principales familles des animaux vertébrés. Paris, 1832, in-4, avec six planches. 16 fr.

MÉMOIRES CHIRURGICAUX SUR DIFFÉRENTES ESPÈCES D'ANÉVRISMES. Paris, 1834, in-4, avec 6 planches in-fol. 12 fr.

NOUVELLES RECHERCHES SUR LA STRUCTURE DE LA PEAU; par G. Breschet et Roussel de Vauzème. Paris, 1835, in-8, avec planches. 4 fr. 50 c.

RECHERCHES ANATOMIQUES ET PHYSIOLOGIQUES SUR L'ORGANE DE L'OUIE ET SUR L'AUDITION DANS L'HOMME ET LES ANIMAUX. Paris, 1836, in-4, avec 13 pl. gravées. 16 fr.

RECHERCHES ANATOMIQUES ET PHYSIOLOGIQUES SUR L'ORGANE DE L'AUDITION CHEZ LES OISEAUX. Paris, 1836, in-8, et atlas de 8 planches, in-4. 7 fr.

HISTOIRE ANATOMIQUE ET PHYSIOLOGIQUE D'UN ORGANE DE NATURE VASCULAIRE DANS LES CÉTACÉS, suivie de quelques considérations sur la respiration de ces animaux et des amphibies. Paris, 1836, in-4, avec 4 planches. 6 fr.

PARIS. — IMPRIMERIE DE BOURGOGNE ET MARTINET,
rue du Colombier, 30.

Le

SYSTÈME LYMPHATIQUE

CONSIDÉRÉ SOUS LES RAPPORTS

ANATOMIQUE, PHYSIOLOGIQUE

ET PATHOLOGIQUE.

PAR G. BRESCHET,

MEMBRE DE L'INSTITUT DE FRANCE, OFFICIER DE LA LÉGION-D'HONNEUR,
DOCTEUR EN MÉDECINE, CHEF DES TRAVAUX
ANATOMIQUES DE LA FACULTÉ DE MÉDECINE DE PARIS, CHIRURGIEN ORDINAIRE DE
L'HÔTEL-DIEU, MEMBRE DES ACADÉMIES DE PARIS, MADRID,
DUBLIN, WILNA, ETC., ETC.

AVEC QUATRE PLANCHES.

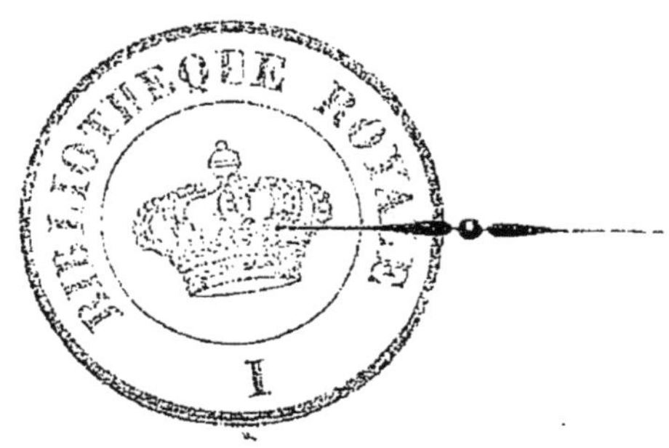

A PARIS,
CHEZ J.-B. BAILLIÈRE,
LIBRAIRE DE L'ACADÉMIE ROYALE DE MÉDECINE,
RUE DE L'ÉCOLE-DE-MÉDECINE, 13 BIS,
A LONDRES, MÊME MAISON, 219, REGENT STREET.
1836.

LE
YSTÉME LYMPHATIQUE.

« La machine animale a trois choses qui ne peuvent être trop admirées : 1° elle a en elle-même de quoi se défendre contre ceux qui l'attaquent pour la détruire; 2° elle a de quoi se renouveler par sa nourriture; 3° elle a de quoi perpétuer son espèce par génération. »

FÉNELON, *Démonstration de l'existence de Dieu*, p. 1, ch. 3.

CHAPITRE PREMIER.

ANATOMIE GÉNÉRALE.

On appelle *système lymphatique* un système de vaisseaux naissant de presque toutes les parties du corps par des radicules libres, et se terminant dans les veines sanguines.

§ I. Historique du système lymphatique.

Le système lymphatique demeura inconnu aux anciens : car si Aristote soupçonna l'existence des vaisseaux chylifères, si Érasistrate et Hérophile surtout parvinrent à les apercevoir en disséquant de grands animaux, personne n'eut le moindre soupçon des fonctions qu'ils remplissent dans l'économie. Galien ne les crut pas même dignes d'arrêter l'attention, et, pour expliquer le mécanisme de la nutrition, il admit que les substances alimentaires sont absorbées, dans l'intérieur du tube intestinal, par les veines mésaraïques, qui les transportent, et sont chargées, suivant lui, de les convertir en sang. Cette théorie, comme la plupart des opinions de Galien, régna despotiquement dans les écoles jusque vers le milieu du seizième siècle. La découverte du canal thoracique, faite en 1565 par Eustachio, ne put y porter atteinte, et ce canal, superficiellement examiné par l'illustre anatomiste italien, ne fut considéré par lui que comme une simple veine. En un mot, cette théorie avait jeté de si profondes racines, qu'elle résista au premier choc de l'événement qui devait amener sa ruine, et qu'elle sembla même pendant quelque temps y puiser un nouveau surcroît de vigueur.

Cet événement important est celui de la découverte des vaisseaux chylifères. Le 23 juillet 1622, Gaspard Aselli, professeur à Pavie, disséquait un chien vivant en présence de quelques amis qui lui avaient témoigné le désir de voir les nerfs récurrents. Après avoir ouvert la cavité abdominale, il aperçut, dans le mésentère, plusieurs cordons grêles et blancs, qu'au premier abord il prit pour des nerfs. Mais il ne tarda pas à revenir de son erreur en découvrant les nerfs eux-mêmes. Ayant alors coupé un des plus gros cordons, sa joie fut extrême d'en voir découler un liquide. Impatient de vérifier et d'étendre cette découverte, il ouvrit dès le lendemain un autre chien vivant; mais, à sa grande surprise, aucune trace du spectacle qui l'avait tant frappé la veille ne s'offrit à lui. Il commençait à se croire le jouet de quelque illusion, quand il fut frappé de la maigreur de l'animal sur lequel il opérait, et qui de plus était à jeun, circonstance qu'il soupçonna pouvoir bien n'être pas étrangère à la différence du résultat. En effet, le jour suivant, il anatomisa un troisième chien vivant qui venait de manger, et les cordons blancs frappèrent de nouveau ses regards. Depuis lors, il étendit ses recherches sur un grand nombre de mammifères, même sur un cheval, dont il fit l'acquisition exprès; et quoiqu'il n'eût point vu les vaisseaux lactés chez l'homme, il ne conserva aucun doute qu'ils n'y existassent également. Du reste, il avait aperçu aussi les lymphatiques de la face inférieure du foie, les valvules dont tous ces vaisseaux sont garnis, et les glandes disséminées dans le mésentère. Mais l'insuffisance de ses observations, et surtout l'habitude de suivre sans examen les opinions consacrées par le temps, l'empêchèrent de tirer aucun parti de sa belle découverte, dans laquelle il ne vit qu'un argument de plus en faveur de la théorie galénique de l'hématose. Il croyait donc que les vaisseaux lactés se réunissent au milieu du pancréas, d'où ils portent leur contenu au foie, attribuant ainsi aux lymphatiques de cette glande une direction inverse de celle qu'ils suivent réellement. Aselli mourut en 1626, avant d'avoir terminé ses recherches; ni même publié l'ouvrage qui en contient les détails, et qui ne parut que l'année suivante.

En 1628, les lymphatiques du mésentère furent aperçus pour la première fois chez l'homme. Peiresc, sénateur d'Aix, informé par Gassendi de la découverte qu'avait faite Aselli, distribua plusieurs exemplaires de l'ouvrage de ce professeur aux médecins de sa connaissance, et leur abandonna un criminel condamné à mort, pour vérifier le fait sur son cadavre. On fit bien manger cet homme avant de le conduire au supplice, et une heure et demie après sa mort, l'ouverture du bas-ventre montra le mésentère tout couvert de vaisseaux lactés pleins de chyle.

Il s'en fallut de beaucoup cependant que ces faits si positifs triomphassent de l'incrédulité. Gassendi ne put penser que les nouveaux vaisseaux appartinssent à un système distinct, et il continua à les considérer comme de simples vaisseaux sanguins, qui seulement n'admettaient plus de sang rouge. Harvey lui-même refusa d'y croire. De même que Riolan, Plemp et Primerose, il demeura fidèle à l'ancienne doctrine qui attribuait l'absorption des matières alimentaires aux veines du mésentère. Les travaux de Folius, Rolfink, Tulpius, Walæus et Vesling mirent néanmoins hors de doute l'existence des vaisseaux lactés tant chez l'homme que chez les mammifères.

Vers 1649, Jean Pecquet, médecin de Dieppe, imprima une autre direction aux recherches, en découvrant de nouveau le canal thoracique, oublié depuis Eustachio, et qu'il démontra être le tronc commun de ces vaisseaux. La théorie d'Aselli se trouva dès lors renversée, et il demeura acquis désormais à la science que les vaisseaux blancs du mésentère versent leur contenu dans les veines sous-clavières et jugulaires. C'était aussi le hasard qui avait procuré cette découverte à Pecquet, en disséquant un chien vivant; il la vérifia et la constata par de nombreuses expériences, mais sans l'étendre néanmoins à l'homme, ce qui explique l'erreur dans laquelle il est tombé en généralisant trop la disposition particulière que la partie inférieure du canal thoracique présente chez beaucoup d'animaux, et qui l'a fait désigner sous le nom de citerne ou réservoir de Pecquet. L'ouvrage de cet anatomiste parut en 1651.

C'était là un grand pas sans doute; l'ancienne doctrine de l'hématose ne pouvait plus être admise. Aussi la découverte de Pecquet trouva-t-elle beaucoup d'opposition; mais elle en triompha plus rapidement que la vérité n'a coutume de le faire.

Il restait cependant encore à déterminer l'usage des vaisseaux qui s'étendent du foie au mésentère, et qu'avant Pecquet on regardait comme les aboutissants de tout le système mésentérique. Ce furent Glisson et Vesling qui élucidèrent ce point important, en faisant voir, d'après la disposition des valvules, que les lymphatiques dont il s'agit vont du foie au pancréas, et non du pancréas au foie, comme le pensait Aselli, que par conséquent ils aboutissaient comme les autres au canal thoracique.

Jusqu'alors il n'avait été question que des agens de l'hématose, et l'on ne soupçonnait même point encore l'existence des lymphatiques généraux, de ceux qui charrient non le chyle, mais la lymphe proprement dite. Trois hommes se disputent l'honneur de les avoir découverts ; le Suédois Olaüs Rudbeck, le Danois Thomas Bartholin, et l'Anglais Georges Jolyff. Tout porte à croire qu'il appartient réellement à Rudbeck, qui avait déjà vu ces vaisseaux le 27 janvier 1651, et qui, en avril 1652, les démontra publiquement devant la reine Christine. Quant à Bartholin, secondé puissamment par son prosecteur Michel Lyser, ce fut surtout contre la théorie galénique de l'hématose dans le foie qu'il dirigea ses efforts et ses dissections. Rien ne prouve qu'il ait entrevu les lymphatiques généraux avant Rudbeck, ni même simultanément avec le jeune anatomiste suédois. Les titres de l'Anglais sont plus équivoques encore puisqu'ils reposent uniquement sur un passage, dans lequel Glisson nous apprend qu'en juin 1652 Jolyff lui fit connaître pour la première fois les vaisseaux lymphatiques du foie, que dès lors il savait déjà être répandus dans tout le corps, servir à l'absorption d'un suc aqueux, et se réunir tous en un tronc commun abdominal.

A dater de cette époque, la connaissance du système lymphatique fit de grands et rapides progrès, par les travaux successifs de Nuck, Ridley, Ruysch, Albinus, Meckel, Lieberkuhn, les deux Hunter, Hewson, Monro, Cruikshank, Sheldon, Sœmmering, Schreger, Werner, Feller, Haase, Mascagni, etc.; mais la science ne fit plus que des acquisitions de détails, surtout dans le champ de l'anatomie comparée, où MM. Fohmann, Lauth, Lippi, Rossi et Panizza sont encore parvenus à tirer de nouvelles richesses d'une source qu'on aurait pu croire presque épuisée par les infatigables recherches de leurs prédécesseurs.

§ II. Origines du système lymphatique.

On a dit avec raison que la dernière distribution des vaisseaux lymphatiques dans les divers tissus doit être considérée comme un des points les plus obscurs de l'anatomie, et que la démonstration de l'origine de ces vaisseaux dans les systèmes organiques n'a pas encore été faite. Les difficultés tiennent ici à ce qu'il faut combiner ensemble les injections et l'usage du microscope. Ne possédant rien de positif sur ce point d'anatomie de structure, on a essayé de suppléer à l'observation et à l'expériment par des hypothèses, d'où est résultée une grande variété d'opinions. Pour dégager cette partie de la science de l'organisme de l'obscurité dans laquelle elle est plongée, il faut examiner s'il est possible de représenter, à l'aide d'opérations anatomiques, les vaisseaux lymphatiques aussi nettement qu'on démontre dans la profondeur des tissus les dernières distributions des vaisseaux sanguins. M. Fohmann a, par d'importants travaux (1), puissamment contribué à porter la lumière sur plusieurs points fort obscurs de cette branche de l'anatomie, et nous avons aussi cherché à payer notre tribut par nos études sur le tissu cutané (2).

La présence des vaisseaux lymphatiques dans presque tous les tissus du corps humain a fait penser que ces canaux sont généralement répandus. C'était l'opinion de Mascagni. Cependant nous verrons qu'il n'en est pas tout-à-fait ainsi.

Les premières observations exactes et suivies sur les vaisseaux lymphatiques ont été faites sur le canal intestinal par Aselli, qui supposait à leur origine des pores absorbants ou des suçoirs. Cette opinion fut celle qui réunit le plus de suffrages, même après la découverte des lymphatiques, qu'on fit naître ainsi de toutes les surfaces muqueuses,

(1) *Mémoire sur les vaisseaux lymphatiques de la peau, les membranes muqueuses, séreuses du tissu nerveux et musculaire*, etc. ; Liége, 1833.

(2) *Nouvelles recherches sur la structure de la peau*, par G. Breschet et Roussel de Vanzème Paris, 1835.

de toutes les cavités contenant une liqueur, de tous les vaisseaux artériels ou veineux, et des canaux excréteurs.

Quelques anatomistes ayant observé, dans les injections un peu délicates des cadavres, que la substance injectée passait des artères dans les vaisseaux lymphatiques, se sont cru en droit d'admettre que ces vaisseaux tirent leur origine des artères, et communiquent avec elles (1).

Du mercure, de la colle animale colorée, ou de l'eau diversement teinte, ayant été injectés dans les artères du canal alimentaire de l'homme, du cheval, des oiseaux, de la tortue, de la salamandre, de la couleuvre, etc., M. Panizza n'a jamais vu l'injection paraître dans les vaisseaux lymphatiques. Chez le chien, cependant, en opérant sur les artères des diverses portions du canal intestinal, et particulièrement sur celles du rectum, où les lymphatiques sont très nombreux, à mesure que le liquide se manifeste dans les capillaires sanguins, on le voit assez fréquemment apparaître aussi dans divers lymphatiques, sans la moindre trace d'extravasation. La même chose a lieu, et avec plus de facilité encore, dans l'injection du système artériel de quelques portions d'intestin grêle du porc, et les vaisseaux lymphatiques qui se montrent alors sont tellement grêles, qu'ils semblent presque être la

(1) Cowper, — Senac, — Heister, — Cheselden, — Ferrein, — Tarin, etc

continuation des capillaires sanguins. En introduisant du mercure dans l'artère hépatique de l'homme, il apparaît presque toujours quelques lymphatiques dans le sillon transverse du foie; si l'on continue alors l'injection, on voit se remplir entièrement le réseau lymphatique de cette région, quoique parfois le mercure ne passe point dans la veine cave, dans les conduits biliaires, ni dans le tronc de la veine porte. Le même résultat a été obtenu sur le foie du cheval et du chien; mais, chez les reptiles, même en poussant le mercure avec force dans le système artériel, on ne voit point paraître le merveilleux système lymphatique de cet organe. L'injection par l'artère splénique de l'homme, du chien et du porc, revient par le système veineux, et non par le lymphatique, excepté dans le cheval, où, lorsque les vaisseaux sanguins de la rate ont été remplis, il se manifeste quelquefois plusieurs lymphatiques à la face convexe. Chez l'homme, les mammifères et les oiseaux, l'injection faite par l'artère rénale ne pénètre dans aucun lymphatique, quoiqu'elle revienne par les systèmes veineux et excréteur. Chez le chien et le taureau, l'injection de l'artère spermatique, après avoir rempli toutes les artérioles, s'insinue dans deux ou trois lymphatiques de la partie supérieure et interne du testicule. Les plus belles injections du système artériel du pénis de l'homme et du chien n'ont jamais mis de lymphatiques en évidence, quoique la chose ait lieu facilement et sans trace d'extravasation dans le cheval. Dans plusieurs injections de l'artère pulmonaire, faites de manière que le liquide revienne par les veines et pénètre dans les bronches, on n'a vu qu'une seule fois ce même liquide passer dans les lymphatiques de la surface convexe du foie. Tel est le précis des observations de M. Panizza.

Il est plus commun de voir les vaisseaux lymphatiques admettre la matière de l'injection lorsqu'on la pousse par plusieurs veines simultanément. C'est ce qui nous est arrivé souvent lors de nos recherches sur le système veineux ; parfois le canal thoracique se trouvait injecté.

M. Panizza assure que l'union directe ou la continuité entre les systèmes capillaire veineux et lymphatique n'a jamais été vue ni par d'autres, ni par lui, soit chez l'homme, soit chez les animaux. En examinant avec soin des parties où les lymphatiques sont pleins d'une injection poussée par les veines, on ne découvre, ni sur la surface du foie, du poumon, du testicule, ni dans les glandes lymphatiques, aucune continuité, même sur les glandes lymphatiques du porc, qui, de tous les animaux, est celui qui se prête le mieux à ce genre de recherches. On y voit la plus admirable décomposition et recomposition des lymphatiques; et quoique, dans quelques unes, on aperçoive avec le microscope les capillaires veineux pleins de mercure, M. Panizza n'a jamais découvert de communication directe. Il soutient que jusqu'à ce jour l'anatomie n'est point parvenue à déterminer, avec une certitude physique, de quelle manière les systèmes sanguin et lymphatique se comportent dans leurs parties capillaires (1).

Ce qui porte M. Panizza à croire que le passage n'est pas le résultat d'un abouchement ou d'une terminaison des lymphatiques dans des veines, comme le suppose M. Fohmann, c'est qu'on n'a jamais rien observé de semblable, pas plus qu'on n'a vu les veines ou les lymphatiques offrir des orifices béants. Toutes les fois qu'il a vu l'injection paraître dans les lymphatiques, après l'avoir poussée par le système sanguin, on apercevait un réseau de vaisseaux capillaires sanguins, d'une ténuité microscopique, entourant les petits vaisseaux lymphatiques ; d'où il conclut encore que ce passage de l'injection est un phénomène de porosité. Cette explication paraît d'autant plus admissible, suivant lui, que, sur beaucoup de cadavres, où, ayant poussé l'injection dans la veine cave ascendante, il emplissait les veinules qui, des veines lombaires et intercostales, vont se perdre dans le tissu cellulaire entourant la citerne de Pecquet et le canal thoracique, la matière de cette injection se retrouvait dans la partie pectorale de ce canal, sur toute la surface duquel pa-

(1) *Osservazioni antropo-zootomico-fisiologiche*, etc. ; Pavie, 1830.

raissaient une infinité de veinules capillaires injectées, sans qu'on pût distinguer aucun vaisseau efférent qui s'y abouchât.

Mascagni savait avec quelle facilité on peut prendre, surtout dans le bas-ventre, les veines des ganglions pour des troncs lymphatiques s'abouchant dans les veines voisines.

M. Panizza donne les caractères suivants, comme pouvant servir à faire reconnaître, en pareil cas, que des vaisseaux sur la nature desquels on est dans le doute, sont réellement des veines;

1° Leur direction est tout-à-fait différente de celle des lymphatiques efférents;

2° Ils sont rectilignes et non tortueux, comme des lymphatiques;

3° Ils sont cylindroïdes et non garnis de renflements;

4° Leurs parois ont plus d'épaisseur;

5° Ils manquent de valvules, comme l'annoncent leur parfaite cylindricité, la facilité avec laquelle le liquide injecté reflue vers la glande, et l'inspection de leur intérieur;

6° On trouve du sang dans leur intérieur;

7° Leur abouchement avec les veines ne ressemble point à celui des vaisseaux lymphatiques.

M. Panizza signale ici deux causes d'erreur:

1° Quelquefois la veinule d'un ganglion est entourée dans son trajet de plusieurs vaisseaux lymphatiques efférents, qui l'accompagnent jusqu'à la grosse veine : en voyant paraître le mercure dans cette dernière, on conclut que les lymphatiques efférents s'abouchent avec elle; cependant, ils poursuivent leur route, et le mercure a été apporté par la veinule née au milieu d'eux.

2° Quelquefois aussi, dans les injections, il sort de la glande une veinule qui, après un court trajet, s'abouche dans une plus grande, et le mercure, trouvant une libre issue, ne passe point dans le conduit efférent, pour lequel alors on peut prendre la veinule, ce qui porte à admettre un vaisseau lymphatique s'abouchant dans les veines; mais, si on lie cette veinule, et qu'on continue à pousser du mercure, on le voit presque toujours paraître dans le conduit efférent, qu'il suffit alors de comparer avec elle, pour reconnaître la nature de l'un et de l'autre.

Naguère encore on disait qu'à l'exception de la substance du cerveau et de la moelle épinière, de l'œil et du placenta, etc., on trouvait des vaisseaux lymphatiques dans tous les organes (1). On sait aujourd'hui que M. Fohmann (2) a observé et injecté de ces vaisseaux à la surface de l'encéphale, dans l'épaisseur de la méningine, dans le cordon ombilical et sur le placenta. M. Arnold

(1) Lauth, pag. 11.

(2) *Anatomische und physiologische Untersuchungen über das Auge des Menschen*; Heidelberg, 1832.

Vaisseaux absorbants du placenta et du cordon ombilical; Liége, 1832.

dit en avoir observé sur plusieurs tissus du globe oculaire. E. Home (1) pense aussi que le petit canal qui traverse la rétine au milieu de la tache jaune est un vaisseau lymphatique. Ces deux dernières assertions sont purement hypothétiques.

L'existence temporaire du cordon ombilical et du placenta avait porté quelques anatomistes à penser que ces deux organes devaient être dépourvus de nerfs et de vaisseaux lymphatiques. Home assure avoir observé les uns et les autres sur le cordon ombilical d'un fœtus de tapir (2), et M. Fohmann (3) a décrit et représenté des vaisseaux lymphatiques sur le cordon ombilical et le placenta. Avant lui, Everhard, Pascoli, Needham, Roeslin, Wrisberg et Uttini avaient parlé des vaisseaux lymphatiques de ces organes; mais leur voix fut peu écoutée, parce que les recherches faites postérieurement par Hunter, Hewson, Cruikshank, Mascagni, etc., avaient été vaines. Les résultats négatifs de ces derniers anatomistes ont été invoqués à l'appui de l'absorption des veines; car le placenta et l'œil étant supposés dépourvus de vaisseaux lymphatiques, et une absorption active s'opérant dans ces organes, il devenait tout naturel de l'attribuer à d'autres vaisseaux qu'aux lymphatiques.

(1) *Philosophical Transactions*, 1798, p. 332.

(2) *Philosoph. Trans.*

(3) *Sur les vaisseaux absorbants du placenta et du cordon ombilical.*

Suivant M. Fohmann (1), le cordon ombilical, outre ses vaisseaux sanguins, ne consiste qu'en un plexus de vaisseaux absorbants, tellement serré qu'on ne peut y enfoncer une aiguille sans en toucher un. Pour remplir le plexus ombilical, il suffit d'en percer la gaîne avec une lancette bien effilée, puis d'y injecter du mercure au moyen d'un tube. L'injection s'opère plus facilement dans les endroits où la gélatine de Warthon est plus abondante (2). Suivant le même anatomiste, ce serait se donner des peines inutiles que de chercher à découvrir des valvules sur les vaisseaux du placenta et du cordon ombilical. C'est peut-être à cela qu'il faut attribuer l'apparence toute particulière de ces vaisseaux, laquelle diffère un peu de celle qu'ils ont sur d'autres tissus, et cette apparence suffit pour faire élever des doutes sur leur nature. C'est au moins ce que nous a dit M. Panizza, et ses doutes ne nous paraissent pas dénués de fondement.

M. Fohmann n'a jamais vu se détacher du réseau du cordon ombilical aucun vaisseau allant se ramifier sur l'amnios, et très rarement il a rencontré des branches de ce même réseau qui pénétrassent dans le parenchyme du placenta. Il présume pourtant que plusieurs parviennent jusqu'à la face utérine de cet organe, et que là elles s'unissent à d'autres lymphatiques.

(1) *Loco citato*, p. 24.

(2) P. 25.

Une circonstance qui tend cependant à prouver, suivant lui, que le mercure injecté sous la gaîne du cordon ombilical est bien contenu dans des vaisseaux lymphatiques, c'est qu'à l'endroit où le plexus de ces vaisseaux passe du cordon ombilical dans la région abdominale du fœtus, les ramifications superficielles deviennent, à quelques lignes de distance de l'anneau ombilical, si déliées, qu'alors même qu'elles sont remplies de métal, il n'est plus possible de les distinguer qu'au moyen d'une forte loupe. Mais les vaisseaux regagnent en force ce qu'ils perdent en capacité, et l'on peut, sans craindre aucune rupture, se servir du manche du scalpel pour y pousser le vif-argent. Arrivés à l'anneau ombilical, ils se dilatent un peu, et s'unissent en partie au réseau serré de lymphatiques qui recouvre la peau sous l'épiderme, et dont la gaîne ombilicale est la continuation, tandis que le reste se joint à des branches qui entrent sous la peau, et qui, éloignées de quelques lignes de l'anneau ombilical, produisent un tronc qui, en se prolongeant circulairement, représente également un anneau. De cet anneau partent des rameaux qui, en suivant les veines extérieures de la paroi abdominale, descendent entre la peau et les muscles, vers les régions inguinales, passent sous les arcs cruraux, vont se ramifier dans une glande iliaque, et gagnent finalement le canal thoracique (1). L'in-

(1) *Loc. cit.*, p. 27.

jection directe du cordon ombilical nous a fait reconnaître l'existence de vaisseaux lymphatiques dans cet organe; mais nous sommes parvenu plusieurs fois à des résultats semblables en injectant les lymphatiques du foie : alors nous en avons vu qui se portaient, le long de la veine ombilicale, jusque dans le cordon et le placenta.

Puisque nous parlons de l'origine des lymphatiques au placenta et au cordon ombilical, nous devons faire mention des vaisseaux situés entre l'utérus et la membrane caduque, lesquels ont été considérés par notre savant ami, M. le professeur Lauth, comme de véritables vaisseaux lymphatiques (1). Si l'on examine un utérus dans l'état de gestation, et si l'on cherche à séparer doucement le placenta d'avec la membrane caduque, on aperçoit des filaments multiples, espèces de tractus très déliés, allant d'une surface à l'autre, lesquels sont transparents et canaliculés. Ces conduits capillaires ne peuvent être injectés ni par les vaisseaux de la membrane caduque, ni par ceux du placenta. Cependant un tube très fin, introduit dans l'un d'entre eux, permet de distendre par l'injection, tantôt les vaisseaux de la membrane caduque, tantôt ceux du placenta. Suivant M. Lauth, ces vaisseaux sont de deux ordres : les uns appartenant à la membrane caduque et conséquemment

(1) *Considérations sur la connexion du placenta avec l'utérus.* (Voy. notre *Répert. d'anat.*, t. 1, p. 77.)

à l'utérus, et les autres au placenta. Ces canaux ne sont pas des vaisseaux sanguins, quoiqu'ils communiquent, les uns avec les vaisseaux sanguins de la membrane caduque, par leurs extrémités, et les autres avec ceux du placenta, par des orifices garnis de valvules, qui empêchent l'injection de rétrograder. Les filaments ne sont pas rameux, et pourtant M. Lauth les regarde comme des vaisseaux lymphatiques. Ils ne paraissent pas être liés au système lymphatique général; cet isolement exceptionnel leur donne un caractère particulier, et semble jeter du doute sur leur nature lymphatique, doute déjà élevé par M. le professeur Carus, dans une note critique sur ces vaisseaux. La science ne possède donc pas sur ce point tout ce que l'on doit désirer.

Les raisonnements de M. le professeur Lauth, tout spécieux qu'ils puissent paraître, n'avaient pas, aux yeux des anatomistes, la rigueur démonstrative exigible. M. Lauth dit qu'il n'existe pas de communication directe entre les vaisseaux utérins et ceux du placenta, que les cellules où le sang serait épanché n'existent pas non plus, et que la seule communication que l'on puisse admettre entre la mère et le fœtus, est celle par des vaisseaux lymphatiques, dont les uns se terminent dans les vaisseaux du placenta, et les autres dans ceux de la membrane caduque. Ces vaisseaux, par leur terminaison au système vasculaire sanguin de l'un de ces organes, paraissent être greffés à leurs origines sur ceux de l'autre, de telle manière que ceux qui naissent sur les vaisseaux utérins et qui finissent aux vaisseaux du placenta, viennent extraire du sang de la mère des matériaux pour les porter dans le sang du fœtus; d'un autre côté, les radicules lymphatiques greffées sur les vaisseaux du placenta, se terminent dans les vaisseaux utérins, pour servir à sécréter du sang du fœtus les matériaux qui ne peuvent plus lui être utiles, et les verser dans le système veineux de la mère. Nous nous empressons de reconnaître ce que cette théorie peut avoir d'ingénieux; mais cela ne suffit pas, parce qu'aujourd'hui, plus que jamais, la physiologie prend pour base des faits bien démontrés et incontestables, et nous trouvons les idées de M. Lauth trop hypothétiques (1).

Depuis la publication de ce mémoire, M. Lauth a fait de nouvelles recherches qui n'ont pas tardé à lui démontrer qu'il s'était trompé, et il s'est empressé de publier l'aveu de son erreur (2). Cette conduite n'est pas seulement celle d'un homme d'honneur, mais elle est celle d'un ami de la science, pour qui la vérité est le premier des intérêts. C'est un bel exemple qui honore le caractère du savant et habile professeur de Stras-

(1) *Considér. anatom. et physiol. sur la connexion du placenta avec l'utérus*, etc.; Répert. d'anat., t. 1.

(2) *Nouveau manuel de l'anatomiste*, 2e édition, p. 599; Paris, 1835.

bourg. Nous n'avons donc rapporté cette circonstance de la prétendue existence des canaux utéro-placentaires que comme devant servir à l'histoire de l'anatomie et pour qu'on n'ait plus à s'occuper de ces prétendus vaisseaux lymphatiques.

Le tissu cellulaire est à nos yeux le point principal d'où les vaisseaux lymphatiques surgissent; c'est le sol dans lequel leurs racines s'implantent et dans la profondeur duquel elles se ramifient, avec des caractères et des formes particulières. Si nous voyons des vaisseaux lymphatiques sortir de la substance de beaucoup d'organes, c'est que le tissu cellulaire en constitue la base, la trame première. En effet, les organes dans la composition desquels ce tissu n'entre point, ne donnent naissance à aucun lymphatique; tels sont les ongles, les cornes, l'épiderme, les cheveux, l'émail des dents, etc.

M. Cruveilhier dit qu'il est vraisemblable que le tissu cellulaire et les membranes séreuses, avec lesquelles ce tissu a tant d'analogie, sont formés par des vaisseaux lymphatiques (1). Mascagni avait déjà dit que tous les tissus blancs sont constitués par des vaisseaux lymphatiques, mais il a par trop généralisé.

Voici ce que rapporte, dans un ouvrage nouveau, un des anatomistes les plus habiles de notre époque, M. Arnold, professeur à l'université

(1) *Anat. descript.*, t. 3, p. 350; Paris, 1834.

de Zurich (1). Les observations microscopiques sur la nature du tissu cellulaire ayant paru trop contradictoires à M. Arnold, il a entrepris de faire lui-même des recherches et des expériences. Ce fut à son grand étonnement qu'il vit le tissu cellulaire des environs du globe oculaire, soumis à l'observation sous un verre d'un faible grossissement (de 30, 48, 75 fois), offrir des réseaux de vaisseaux lymphatiques superposés, se confondant entre eux, et unis à des globules graisseux en quantité plus ou moins considérable. Ces réseaux de vaisseaux lymphatiques étaient traversés par d'autres réseaux de vaisseaux sanguins, autour desquels les premiers étaient très serrés. L'étonnement de M. Arnold fut d'autant plus grand qu'il ne s'attendait pas à trouver une pareille disposition, et que son esprit était prévenu contre l'opinion de Mascagni.

M. Fohmann, d'un autre côté, est parvenu au même résultat par l'injection des vaisseaux lymphatiques du tissu cellulaire, ce qui certainement paraîtra d'une grande valeur, lors de recherches ultérieures. Suivant M. Arnold, la substance molle, gluante, transparente, semblable à de l'albumine, appelée *tissu cellulaire* ou *tissu muqueux*, lie les différentes parties entre elles, les enveloppe, et sert de base aux divers tissus du corps animal.

(1) *Anatomische und physiologische Untersuchungen über das Auge des Menschen*; Heidelberg, 1832.

Ce tissu forme en sens divers une quantité innombrable de canaux, qui s'entre-croisent et produisent des réseaux ; il constitue en outre une quantité considérable de cellules, qui contiennent de la graisse, de la sérosité ou d'autres liquides (1). Malgré l'importance et l'intérêt de ces premières observations, faites par des hommes d'un talent aussi élevé que Mascagni, Fohmann, Arnold, etc., elles ne peuvent pas encore être enregistrées pour établir un principe dans la science de l'organisme. La réserve est d'autant plus fondée ici, qu'un homme d'une grande sagacité et d'un profond savoir, le professeur Muller de Berlin, élève des doutes sur l'exactitude des observations de M. Arnold. Toutes ces expériences sont autant de pierres d'attente, de points de départ pour de nouvelles investigations. C'est par de nouveaux travaux qu'elles pourront être bien appréciées et définitivement jugées.

Deux procédés sont mis en usage pour démontrer l'origine des vaisseaux lymphatiques sur les membranes séreuses. Le premier est de piquer ces feuillets avec l'extrémité d'un tube très fin, sans les traverser ; alors on voit le mercure les distendre et former bientôt, par la multitude des filets vasculaires, d'abord un réseau à mailles très fines et de plus en plus serrées, puis une véritable lame d'argent, où l'œil ne distingue plus les compartiments vasculaires, s'il n'est armé de verres grossissants.

(1) *Lehrbuch der Physiologie des Menschen.* Zurich, 1836, in-8°.

Le second procédé consiste, suivant Mascagni, à verser dans la cavité d'une membrane séreuse de l'eau colorée; bientôt les lymphatiques s'en remplissent, et le liquide passe successivement des rameaux vers les branches et les troncs de ces vaisseaux. On dira peut-être que la preuve n'est pas suffisante, parce que le tissu séreux s'est imbibé comme une éponge, ou que c'est en dehors de la membrane que le fluide est entré dans le vaisseau ; d'autres encore pourront attribuer la présence du fluide coloré dans les vaisseaux lymphatiques à un phénomène d'endosmose, sans qu'il soit besoin de la présence du vaisseau dans l'épaisseur même de la membrane. On pourrait répondre que les membranes séreuses sont, au dire de beaucoup d'anatomistes célèbres, constituées par du tissu cellulaire, qu'ils regardent comme essentiellement formé par les vaisseaux lymphatiques. Nous tournerions ainsi dans un cercle vicieux, d'où les observations sur l'anatomie de structure pourraient seules nous faire sortir, mais la science n'offre pas ici le degré de précision et de certitude que nous devons désirer. Arrêtons-nous, et espérons qu'on parviendra à répandre quelque lumière sur toutes ces questions importantes d'histologie, véritable anatomie médicale, sans laquelle la physiologie n'existe pas, non plus que l'anatomie pathologique.

Morgagni a observé, sur le cadavre d'un enfant

de quatorze ans, que du lait épanché dans la cavité du péritoine avait passé dans les rameaux lymphatiques les plus déliés de cette membrane séreuse, et qu'il était parvenu jusque dans le canal thoracique. Diverses liqueurs colorées, injectées dans la plèvre, le péritoine, etc., d'animaux vivants, par MM. Chaussier, Dupuytren, Ribes, etc., ont pénétré rapidement les vaisseaux lymphatiques, et sont arrivées jusque dans le tronc principal de ce système vasculaire.

Nous avons plusieurs fois trouvé, dans les hôpitaux, à l'ouverture des cadavres, un liquide rouge dans les vaisseaux lymphatiques, lorsqu'un épanchement sanguin s'était fait pendant la vie dans la cavité d'une membrane séreuse, et principalement dans la plèvre. Nous en dirons autant pour le pus, et surtout pour le pus séreux, comme, par exemple, celui des péritonites puerpérales. Mais des expériences nouvelles en physiologie sont venues démontrer que ni le sang, ni le pus ne peuvent entrer de toutes pièces, et par la voie de l'absorption, dans les vaisseaux lymphatiques.

M. Fohmann dit que les vaisseaux lymphatiques sont d'une grande finesse dans les tissus séreux, et deviennent plus forts dans les couches sous-jacentes, où ils présentent çà et là des dilatations, puis de petits troncs pourvus de valvules. Les membranes séreuses où l'on peut le plus facilement injecter et démontrer la présence et la disposition des vaisseaux lymphatiques, sont celles qui adhèrent intimement aux organes sous-jacents par un tissu cellulaire très serré. Telles sont la membrane séreuse qui recouvre l'albuginée, la dure-mère, le feuillet fibreux du péricarde, etc. (1).

Les vaisseaux lymphatiques des membranes synoviales peuvent être démontrés par les injections en employant le même procédé que pour les membranes séreuses (2).

L'étude attentive du tissu cutané avait depuis long-temps fait reconnaître une multitude de vaisseaux lymphatiques dans les dernières couches du derme, et même à la superficie de cette partie principale de la peau, au-dessous de l'épiderme. Les recherches de Haase (3), de M. Lauth (4), et de M. Fohmann (5), et plus récemment celles que nous avons entreprises avec M. le docteur Roussel de Vauzème (6), ne laissent aucun doute sur la présence de ces vaisseaux, dont la disposition a été mieux appréciée qu'on ne l'avait fait jusqu'à nous.

Deux procédés différents ont été employés pour

(1) *Mémoire sur les vaisseaux lymphatiques de la peau, des membranes muqueuses, séreuses*, etc., p. 20; Liége, 1833.

(2) *Anat. descript.* de M. Cruveilhier, t. 3, p. 349; Paris, 1834.

(3) *De vasis cutis et intestinorum absorbentibus, plexibusque lymphat. pelvis humanæ annot.*; Lipsiæ, 1786.

(4) *Essai sur les vaisseaux lymph.*; Strasbourg, 1824.

(5) *Mémoire sur les vaisseaux lymph. de la peau, des membranes muqueuses*, etc., Liége, 1833.

(6) *Nouvelles recherches sur la structure de la peau*; Paris, 1835.

faire parvenir le mercure dans les vaisseaux lymphatiques de la peau, et les distendre. Le premier est par voie rétrograde; il a été mis en usage par Haase et par M. Lauth, et consiste, après avoir introduit du mercure dans un vaisseau de la jambe, et l'avoir fait cheminer plus ou moins loin, à l'amener jusque sous l'épiderme, en comprimant successivement les vaisseaux avec le manche du scalpel. Haase parvint ainsi à distendre le réseau des vaisseaux cutanés, mais il fit sortir des globules métalliques par les orifices de la peau, ce qui porte à soupçonner l'existence d'une déchirure dans le tissu des lymphatiques.

M. Lauth, en injectant les vaisseaux lymphatiques d'un membre inférieur droit, sur un homme mort d'anasarque, parvint à remplir les ganglions de l'aine du même côté. De ces glandes partait un vaisseau lymphatique se divisant en plusieurs rameaux, dont les uns communiquaient avec les lymphatiques du pénis, préalablement injectés, et les autres formaient des anastomoses et des divisions très multipliées, immédiatement au-dessous de la peau, vers l'aine gauche, où, avant de se réunir aux lymphatiques de cette région, on voyait quatre ou cinq rameaux qui s'étaient remplis de mercure par voie rétrograde, jusque dans la peau de l'aine et de la partie supérieure et interne de la cuisse. La peau qui recouvrait tout le trajet des vaisseaux lymphatiques était si mince qu'on voyait ces vaisseaux au travers, et qu'il fut impossible d'enlever les couches cutanées situées au-dessus des lymphatiques. Vers l'aine et à la partie interne de la cuisse, où les lymphatiques s'étaient ramifiés jusque dans le tissu même de la peau, on apercevait de prime abord des taches grises qui, examinées avec soin, n'étaient qu'un réseau de vaisseaux lymphatiques d'une extrême ténuité. L'épiderme ayant été enlevé par la macération, les lymphatiques se présentèrent à nu en tel nombre qu'on n'aurait pas pu placer entre eux la pointe d'une aiguille sans les intéresser (1).

Le second procédé a été mis en usage à Heidelberg, par notre illustre ami le professeur Tiedemann; à Strasbourg par M. Lauth; à Paris par M. le professeur Cruveilhier (2) et par nous. Il consiste à percer superficiellement le tissu cutané avec l'extrémité d'un tube capillaire en verre ou en acier, de façon à n'intéresser que l'épiderme, pour arriver au réseau vasculaire situé entre cet épiderme et le chorion. On obtient ainsi l'injection de réseaux admirables de vaisseaux lymphatiques.

La disposition des réseaux de ce système vasculaire du tissu cutané présente beaucoup d'analogie avec celle des lacis artériels ou veineux. Ces réseaux sont dépourvus de valvules complètes; mais on y aperçoit des dilatations, des espèces de

(1) *Loc. cit.*, p. 13.

(2) *Anatom. descript.*, t. 3; Paris, 1835.

lacs, autour desquels sont des branches vasculaires, et c'est presque toujours dans les points de jonction des branches principales de ces réseaux qu'on découvre ces expansions du tube lymphatique. Nous avons reconnu aussi que c'est moins à la surface du derme, que dans son épaisseur, qu'on rencontre de semblables dilatations.

L'examen de ces réseaux nous a fait reconnaître qu'ils envoient dans l'épaisseur des couches de l'épiderme des prolongements ou de petites anses qui dépassent le niveau des autres points du réseau; mais jamais nous n'avons pu parvenir à voir des orifices comparables aux points lacrymaux, et jamais non plus il ne surgit de la surface de ces lacs lymphatiques aucun ramuscule à extrémités libres. Nous avions d'abord cru le contraire, mais nous avions pris les anses vasculaires dont nous venons de parler pour des racines détachées et solitaires.

Une circonstance digne de remarque, c'est que le réseau des vaisseaux lymphatiques est plus superficiel que le réseau vasculaire sanguin. Si, après avoir injecté les premiers, on pousse une liqueur très ténue jusque dans les capillaires sanguins, on ne voit jamais ces derniers venir recouvrir ou entrelacer les mailles formées par les vaisseaux lymphatiques. Les résultats sont les mêmes si l'on commence par injecter les vaisseaux sanguins; seulement alors on éprouve plus de difficulté pour faire parvenir le mercure dans les ramuscules lymphatiques, qui sont plus ou moins comprimés par les vaisseaux sanguins que distend la matière de l'injection.

Nous ne pensons pas pourtant que les vaisseaux lymphatiques soient entièrement superposés aux réseaux vasculaires sanguins, car l'observation démontre qu'il y a entrelacement. Cette union est bien plus marquée dans l'épaisseur du derme qu'à sa superficie, où les radicules lymphatiques s'isolent de plus en plus, tout en conservant la disposition réticulaire. Nous pouvons invoquer comme preuve de notre assertion ce qui arrive lors de l'injection des vaisseaux lymphatiques avec le tube métallique capillaire à l'aide duquel on perce l'épiderme. Le mercure passe toujours ou presque toujours dans le réseau lymphatique; et si parfois on voit le métal distendre les veines, c'est qu'alors on a pénétré trop profondément dans le tissu cutané. M. Fohmann a obtenu de semblables résultats dans ses nombreuses injections.

Jamais nous n'avons pu faire sortir le mercure contenu dans les réseaux lymphatiques, par la face externe de l'épiderme; et si Haase a vu ce métal apparaître au dehors sous forme de gouttelettes, c'est, comme le pensent beaucoup d'anatomistes, qu'il avait produit une rupture par la pression avec le manche du scalpel. Nos résultats sur ce point étant semblables à ceux de M. Fohmann et de M. Lauth, ils sont une preuve de plus pour croire à l'absence de toute ouverture vers les extremités des vaisseaux lymphatiques. Si ces vaisseaux pompaient les substances liquides par des bouches absorbantes, ils ne pourraient, au dire de M. Fohmann, avoir d'orifices d'absorption que sur leurs parois latérales, et ces pertuis seraient infiniment petits, puisqu'ils refusent le passage au mercure (1).

Notre ami M. le docteur Panizza (2), dont les recherches sur le système lymphatique sont d'un si grand intérêt, professe sur le mode d'origine de ces vaisseaux des opinions qui sont en parfaite harmonie avec ce que nos propres investigations nous ont appris. Une injection très fine ayant été faite par lui dans le réseau lymphatique surperficiel du gland, puis l'épiderme ayant été enlevé, on vit que cette membrane ne présentait aucune trace de vaisseaux lymphatiques. Il ne s'écoula aucune goutte de mercure lors de la séparation de cet épithélium, ce qui serait arrivé si les vaisseaux lymphatiques de la peau se fussent étendus bien avant dans l'épaisseur de l'épiderme.

Suivant M. Panizza, l'opinion d'après laquelle on admet des orifices béants à l'extrémité des vaisseaux lymphatiques de la peau ou des autres tissus, n'est fondée, ni sur l'injection des cadavres,

(1) Fohmann, *loc. cit.*, p. 3.

(2) *Osservazioni antropo-zootomico-fisiologiche*, di Bartolomeo Panizza; Pavia, 1830.

ni sur l'observation, faite avec le microscope, des parties transparentes des animaux vivants, telles que les poumons de la grenouille et du lézard, les membranes des ailes de la chauve-souris, les viscères de la salamandre, etc. Notre sentiment est encore ici en parfait accord avec celui du savant professeur de Pavie, et nous tenons de M. Lauth lui-même qu'il n'a jamais, non plus, découvert de bouches ou orifices aux vaisseaux lymphatiques.

Nous devons à l'amitié et à l'obligeance de M. le professeur Tiedemann de posséder des échantillons d'injections au mercure de presque tous les organes dont M. Fohmann a représenté sur ses planches la disposition des vaisseaux lymphatiques.

Les téguments intérieurs donnent, comme la peau, naissance à une multitude de radicules lymphatiques. Les membranes muqueuses étant dépourvues d'épithélium dans une assez grande partie de leur surface, les origines rudimentaires de ces vaisseaux sont presque à nu ou simplement enveloppées par de la mucosité et du tissu cellulaire lâche, qui les retient en rapport avec les extrémités des vaisseaux sanguins; circonstance éminemment favorable à l'accomplissement de l'absorption.

Quelques différences se font remarquer dans la disposition des radicules lymphatiques à la surface des membranes muqueuses, suivant que celles-ci sont ou ne sont pas pourvues d'épithélium. Dans le premier cas, cette disposition se rapproche de celle des vaisseaux lymphatiques du tissu cutané, et dans le second cas on trouve des villosités qui ne sont que des anses vasculaires plus ou moins saillantes unies par du tissu lamineux et enveloppées par de la mucosité, c'est-à-dire par un corps muqueux ou véritable épiderme à l'état de fluidité.

Les couches distinctes et superposées des vaisseaux lymphatiques et des vaisseaux sanguins dans la peau, le deviennent beaucoup moins dans les membranes muqueuses, principalement lorsqu'elles n'ont pas d'épithélium et que leur surface est hérissée de villosités. Chacune de ces villosités est en effet formée par des anses séparées de vaisseaux lymphatiques et de vaisseaux sanguins.

Bien que cette disposition stratifiée des vaisseaux sanguins et des vaisseaux lymphatiques soit moins marquée qu'à la peau, cependant on peut encore la reconnaître sur un grand nombre de points des surfaces muqueuses. M. Fohmann s'est assuré que les vaisseaux lymphatiques dépassent les vaisseaux sanguins comme à la peau, de manière à former à la fin une couche qui recouvre la surface interne des membranes muqueuses (1). Les vaisseaux lymphatiques des membranes muqueuses sont, comme ceux du derme, dépourvus de valvules; ils présentent des dilatations plus ou moins

(1) Fohmann, *Des membranes muqueuses*, p. 9.

multipliées, finissent sans radicules ou racines à extrémités libres, et ne sont pas garnis de bouches à l'instar des canaux lacrymaux (1).

M. Fohmann a signalé quelques différences dans le mode d'origine des vaisseaux lymphatiques sur les membranes muqueuses. Elles consistent: 1° dans la prédominance plus ou moins marquée des vaisseaux, soit sanguins, soit lymphatiques; 2° dans le calibre plus ou moins gros de ces derniers ; 3° dans le dépôt plus ou moins abondant de matière animale au milieu du lacis de tous ces vaisseaux (2).

Ce qui caractérise, suivant M. Fohmann, la membrane muqueuse des voies respiratoires, ce sont des vaisseaux lymphatiques d'une plus grande finesse que ceux de l'œsophage.

Les vaisseaux lymphatiques des voies urinaires ressemblent, pour leur nombre et leur disposition, à ce qu'on voit sur les membranes muqueuses des parties supérieures du tronc. Ils sont plus nombreux que les vaisseaux sanguins, surtout dans l'urètre et les uretères. Ceux de la membrane muqueuse vésicale sont plus fins que ceux de l'urètre, et moins déliés que ceux des uretères.

Les canaux excréteurs des glandes sont presque partout formés par des membranes très minces et blanchâtres, caractère que M. Fohmann attribue au petit nombre de vaisseaux sanguins et à la

(1) Fohmann, *Loc. cit.*, p. 9.

(2) *Loc. cit.*, p. 10.

grande quantité de lymphatiques qui entrent dans leur composition. Cet anatomiste croit également que la membrane muqueuse utérine et la membrane conjonctive, tant oculaire que palpébrale, sont pourvues d'un très grand nombre de vaisseaux lymphatiques.

M. Fohmann pense aussi que tous les vaisseaux lymphatiques naissent par des plexus, mais sans orifices. D'un autre côté, M. Cruveilhier admet des orifices béants sur les extrémités des villosités intestinales. M. Magendie croit également à de pareilles ouvertures. L'opinion de ces deux anatomistes est à nos yeux d'une grande valeur. Cependant nous devons avouer que, dans toutes nos recherches sur les vaisseaux lymphatiques des tissus et des surfaces libres, nous n'avons jamais pu parvenir à reconnaître d'orifices quelconques ni à ces vaisseaux ni aux villosités intestinales.

Beaucoup d'anatomistes admettent, comme un des points d'origine des vaisseaux lymphatiques, les surfaces externe et interne des vaisseaux sanguins. Il faut bien distinguer ici des points d'origine d'avec une continuité de vaisseaux, car, rien ne démontre que les vaisseaux lymphatiques sont continus aux artères. S'il en était ainsi, on pourrait toujours les injecter par les troncs artériels, et l'on a vu précédemment que ces injections sont loin de réussir toujours. Beaucoup d'anatomistes, Monro, Meckel, Caldani,

Mascagni et Béclard, pensaient que, quand le passage a lieu, la matière de l'injection avait préalablement été épanchée dans le tissu cellulaire. M. Panizza l'a observé sans extravasation, et d'ailleurs celle-ci ne le ferait pas concevoir. Nous devons donc admettre le fait, tout en avouant que nous ne savons comment l'expliquer. Ce qu'il y a de certain, c'est qu'on n'a jamais démontré de communication directe entre les lymphatiques et les veines; mais on voit sur la surface interne des artères des réseaux de vaisseaux lymphatiques, que M. Fohmann est parvenu à injecter, et qu'il a fait représenter sur ses planches.

J'ai déjà dit que beaucoup d'anatomistes ont soutenu que les vaisseaux lymphatiques naissaient des artères, comme les veines ou à peu près. Nuck, qui le premier crut dire quelque chose de certain sur l'origine de ces vaisseaux, ne doutait pas qu'ils ne naquissent des artères, parce qu'il avait vu l'air et le mercure s'y introduire après avoir été poussés dans ces dernières. Cowper partageait cette opinion, et par les mêmes motifs. Morgagni, en répétant les expériences de Nuck, trouva qu'effectivement l'air soufflé dans l'artère splénique distend les vaisseaux superficiels de la rate. Lister, Diemerbroek, de Graaf, Ruysch, Tyson, Manget, Tarin, Gunz, Vieussens et M. Lippi, ont également admis cette hypothèse, en se fondant tous sur des observations et des expériences. M. Lippi a même figuré l'inosculation de l'artère hépatique avec le système lymphatique. D'autres se sont appuyés seulement sur des vues spéculatives, comme Boerhaave, qui ne concevait pas qu'un vaisseau rapportant un liquide au cœur le tirât d'ailleurs que d'un autre vaisseau provenant de cet organe. Hamberger croyait la connexion entre les deux systèmes nécessaire pour dépouiller le sang de sa partie la plus fluide et le rendre plus apte aux sécrétions. Werner et Feller enfin jugeaient l'impulsion des capillaires artériels indispensable pour déterminer le cours de la lymphe. Nous avons fait connaître plus haut les résultats des intéressantes recherches de M. Panizza à ce sujet.

Dans l'intérieur du crâne et sur les anfractuosités du cerveau, on aperçoit des troncules lymphatiques s'appliquant aux rameaux veineux, comme on le voit aussi quand ces vaisseaux vont s'ouvrir dans les veines (1).

M. Fohmann a reconnu que, dans les plexus choroïdes de l'homme, les vaisseaux lymphatiques sont moins gros que ceux qui sont situés sous l'arachnoïde encéphalique.

La surface interne des veines présente, comme celle des artères, des réseaux très déliés de vaisseaux lymphatiques; mais ils sont difficiles à injecier.

(1) Fohmann, *Mémoire sur les vaisseaux lymphatiques*, p. 25.

La membrane interne du cœur, dans les cavités à sang rouge et à sang noir, et celle de l'extérieur de cet organe, sont pourvues de vaisseaux lymphatiques. M. Lauth (1) est parvenu à les injecter toutes deux, et le même résultat a été obtenu par M. le professeur Cruveilhier et par M. Bonamy.

La démonstration des vaisseaux lymphatiques par l'injection est plus difficile dans les muscles que dans les autres organes. M. Fohmann n'a pu injecter que ceux du diaphragme de l'homme et de quelques animaux. Une des difficultés de cette injection tient à la minceur des parois, qui ne permet pas aux vaisseaux de supporter le poids de la colonne de mercure.

Les lymphatiques occupent les intervalles que laissent entre eux les faisceaux musculaires, et suivent les fibres charnues dans leur trajet; ils forment des mailles autour des faisceaux, puis des réseaux plus serrés.

Dans le tissu musculaire les lymphatiques n'ont pas de valvules, qui cependant semblent être indiquées par de très légers rétrécissements (2).

Les vaisseaux lymphatiques du système nerveux périphérique sont assez généralement admis, sans avoir été bien démontrés. Cependant M. Fohmann

(1) *Mémoires de la société d'histoire naturelle* de Strasbourg, t. 1. Voyez la figure que nous donnons à ce sujet, et dont nous devons le dessin à l'obligeance de M. le professeur Lauth.

(2) Fohmann, *libr. cit.*, p. 28.

en a fait le sujet particulier de ses recherches, et il est parvenu à les injecter. Il nous apprend que l'injection des vaisseaux sanguins du névrilème est rarement heureuse, mais que, quand elle réussit, si l'on parvient ensuite à distendre les lymphatiques avec du mercure, on reconnaît que la masse blanchâtre dans laquelle la matière colorée de l'injection des artères n'est pas parvenue, est entièrement formée par des vaisseaux lymphatiques, d'une ténuité telle qu'on ne peut les distinguer les uns des autres qu'à l'aide d'une loupe (1).

Les masses centrales du système nerveux sont généralement regardées comme très peu pourvues de vaisseaux lymphatiques. Cela ne peut être vrai à la rigueur que pour la substance nerveuse elle-même, médullaire ou corticale, mais ne s'applique pas aux enveloppes de l'organe cérébro-rachidien; car, suivant M. Fohmann (2), lorsqu'on enfonce une lancette entre la pie-mère et l'arachnoïde, et qu'on insuffle le canal que l'on vient de pratiquer, on voit paraître, entre ces deux tuniques, un réseau lymphatique composé de branches *plus considérables que dans les autres tissus du corps* (3), mais dont les parois sont si faibles, qu'elles se déchirent dès qu'on veut y introduire

(1) Fohmann, *Mémoire sur les vaisseaux lymphatiques du tissu nerveux*, etc., p. 25.

(2) *Mémoire sur les vaisseaux lymph. du système nerveux*, etc.

(3) P. 24.

du mercure. Les ramifications de ces vaisseaux suivent les artères et les veines dans leur distribution. Ruysch, qui le premier a parlé des vaisseaux lymphatiques du cerveau, les avait mieux vus et mieux représentés que Mascagni ne l'a fait depuis; il avait aussi reconnu leur différence d'avec ceux des autres organes. Mascagni, en conservant à ces vaisseaux la même forme et les mêmes caractères qu'à ceux des autres parties, s'est éloigné de la vérité et de son exactitude ordinaire.

Il n'est pas permis de douter de l'origine des vaisseaux lymphatiques dans les os, lorsque Cruikshank (1) et Sœmmerring (2) l'affirment d'après leurs propres observations, et surtout d'après les injections pratiquées par eux. On a observé plusieurs fois, et tout récemment encore, des vaisseaux lymphatiques appartenant au système osseux (3). Brugmans en avait déjà vu dans la cavité des os longs, chez les oiseaux.

M. le professeur Cruveilhier pense que l'ori-

(1) *Libr. cit.*, ch. 10, p. 48.

(2) *Libr. cit.*

(3) Dans une note que je dois à M. Bonamy, un de nos plus habiles préparateurs, et qui se livre dep ıs long-temps avec succès à l'injection des vaisseaux lymphatiques, il est dit : « Les os sont pourvus dans leur intérieur de vaisseaux lymphatiques; c'est ce que j'ai vu en faisant des injections sur les membres inférieurs. Le mercure força quelques valvules et remplit les lymphatiques qui s'introduisent dans le tissu osseux par les trous qu'on voit sur les côtés du condyle interne du fémur. Je fendis cet os, et, malgré le dégât occasionné par la préparation, je pus suivre pendant quelque temps, dans l'intérieur du tissu osseux, ces mêmes vaisseaux lymphatiques. »

gine des vaisseaux lymphatiques ne peut être démontrée anatomiquement que sur les surfaces libres, comme celles de la peau, des membranes muqueuses, séreuses et synoviales, et de la membrane interne des veines et des artères. Il croit que, dans l'état présent de la science, on peut soutenir qu'à l'exception des vaisseaux lactés qui *s'ouvrent* au sommet des villosités, tous les lymphatiques des surfaces libres naissent par des réseaux extrêmement déliés (1). Ceci me conduit à examiner les villosités intestinales.

Lieberkuhn (2) pensait que, dans chaque villosité, il entre un vaisseau lacté garni de valvules, plusieurs artérioles, une ou plusieurs veinules, et probablement un nerf, vu la sensibilité exquise de ces parties; que le vaisseau lacté se renfle pour former une petite ampoule ovalaire (3), au sommet de laquelle on aperçoit, au microscope, une ouverture et quelquefois plusieurs pertuis (4); que les artères et les veines se ramifient en serpentant autour de cette ampoule, et que quelques uns de leurs rameaux paraissent la perforer. Il injectait

(1) *Ibid*, p. 351.

(2) *Dissert. anat. physiolog., de fabricâ et actione villorum intestinorum tenuium hominis.* Amstelodami, 1760.

(3) *Ramusculus vasis lactei* (§ 2, n. 1) extenditur in ampullulam vel vesiculam ovulo haud absimilem, in cujus apice foraminulum quoddam exiguum microscopio detegitur. § 3, p. 4.

(4) *Quod autem unum saltem adsit foraminulum in cujusvis ampullulæ apice*, certo examine mihi constat : interdum tamen, licet rarissimè, plura, ut in papillis mammarum, vidisse memini, p. 5.

les vaisseaux sanguins avec soin pour ses recherches, mais ne faisait parvenir artificiellement aucune matière dans les vaisseaux lactés, se contentant de nourrir les animaux avec du lait, ou d'en faire boire à des personnes mourantes (1).

Haller ne considérait pas les paroles de Lieberkuhn comme démonstratives, et doutait de l'existence des orifices (2).

Hedwig (3) a représenté les villosités d'une manière analogue à l'idée qu'en avait Lieberkuhn. Mais Rudolphi (4), qui les a examinées sur un grand nombre d'animaux, affirme n'y avoir jamais découvert de vaisseaux sanguins, ni de *canal*, ni *d'orifices à l'extrémité*, et rejette ces derniers comme inutiles. Il ne paraît pas les avoir observées pleines de chyle, car il n'en parle pas.

Rudolphi a suivi le même procédé que Hedwig, pour examiner les villosités, et il a obtenu des résultats tout contraires. Hedwig a représenté les villosités de neuf animaux différents, savoir : celles de l'homme, du cheval, du chien, de la poule, de

(1) *Moribundis aliquoties*, ubi hæc conditione aderant, lac copiose potandum dedi, et ferè semper successit experimentum, p. 3. — *Vidi separata tunica vasculosa*, in sede villosæ hanc respiciente, lacteum ambire in ampullulam caseo plenam, p. 5.

(2) *Elementa physiologiæ*, t. 7.

(3) *Disquisitio ampullarum Lieberkuhnii physico-microscopica*; Lipsiæ, 1797.

(4) *Anatomisch-physiologische Abhandlungen*; Berlin, 1802.

« Je n'ai jamais trouvé d'orifice sur les villosités intestinales de l'homme, quoique je les aie examinées sur un grand nombre de sujets différents. » —

l'oie, de la carpe, du chat, de la souris et du veau. De ces neuf figures, trois seulement présentent les prétendus orifices, et c'est sur les flocons intestinaux de l'homme, du cheval et de l'oie. Sur quarante-quatre villosités de l'homme dont il donne la figure, il n'y en a que cinq à six où l'on aperçoive les orifices. Pourquoi les autres villosités, représentées dans la même direction, n'offrent-elles pas aussi ces pertuis? Nous pouvons en dire autant pour les figures des villosités du cheval et de l'oie, et celles des grandes villosités de l'intestin de la poule et du chien n'en indiquent aucune! Ces singularités, signalées par Rudolphi, lui font élever des doutes sur l'exactitude des observations d'Hedwig. Lieberkuhn aussi, tout en admettant des orifices aux villosités intestinales, a fait figurer ces franges sans indiquer d'ouverture.

Dans un autre endroit, Rudolphi dit qu'en voyant les villosités manquer chez beaucoup d'animaux, où elles sont remplacées par des éminences légères, par de petits plis, on est forcé d'avouer que leurs prétendus orifices ne sont pas nécessaires; car, ajoute-t-il, chez tous les animaux qui n'ont pas ces villosités, l'absorption se fait pourtant aussi bien sans orifices sensibles; pourquoi donc cela n'aurait-il pas lieu pour les villosités? Si la tunique interne de l'intestin forme ici d'autres prolongements, cela n'exige pas non plus des changements aussi considérables, et nous avons toujours pour nous l'analogie de l'absorption qui s'opère sur toute la surface du corps sans orifices manifestes (1).

Les observations de notre célèbre ami, le professeur Rudolphi, nous paraissent rigoureusement exactes sous le rapport de l'absence de tout orifice à l'extrémité des villosités, et sur ce point nos observations, déjà très nombreuses et très variées, sont d'accord avec les siennes; mais, quant à ce qu'il dit de l'absence de vaisseaux sanguins artériels et veineux sur les villosités, nos injections nous ont démontré qu'il s'est trompé. Nous sommes sur ce point en parfaite harmonie avec MM. Doellinger et Lauth.

Une opinion qui se rapproche beaucoup de celle que nous avons sur l'origine des canaux inhalants, est celle de Blumenbach (2), qui pense que la communication entre les villosités intestinales et les vaisseaux lactés se fait par l'intermédiaire du tissu lamineux. Or, on verra que, suivant nous, c'est par l'intermédiaire de ce tissu cellulaire, épiderme ramolli, diffluent, que l'absorption s'exécute, et que le chyle arrive au contact avec les canaux lymphatiques.

Hewson (3) n'admit pas les ampoules des villo-

(1) *Quelques observations sur les villosités intestinales*, par Gh. Asmond Rudolphi.

(2) *Instit. physiol.*, § 526.

(3) *Experimental inquiries*, p. 2, containing a description of lymph.,

sités comme l'avait entendu Lieberkuhn, mais il n'a rien dit de bien clair et de bien satisfaisant sur les orifices des lymphatiques. Une fois il a cru reconnaître sur un iléon, les artères et les veines étant injectées, que les villosités étaient cylindriques, spongieuses et garnies à leur extrémité de porosités, qu'il regarde comme les orifices des lymphatiques. Une autre fois il vit ces orifices très distincts et vides. Hewson, dans ces diverses recherches, n'injectait que les veines et les artères, tandis que les vaisseaux lactés étaient vides, ce qui fait dire avec raison à Cruikshank et à M. Lauth, que ce n'est que par conjecture qu'il pouvait considérer les pores comme les orifices des vaisseaux chylifères. Cependant il raconte ailleurs que, sur des poissons, il parvint à faire passer du mercure dans les petits vaisseaux lactés des villosités intestinales, et que même il fit arriver le métal jusque dans la cavité des intestins. Dans cette circonstance, il ne put pas reconnaître si les prétendus orifices étaient garnis de valvules ou non. Pour faire cheminer ainsi le mercure, il fallut le pousser dans un sens contraire au cours du chyle. Or, M. Fohmann ne croit pas qu'on puisse regarder les expériences de Hewson comme des preuves à l'appui de l'opinion que les

syst. in the hum. subj. and in other animals. (Voy. aussi Gulielmi Hewsoni, *Opera omnia, latine vertit et notas addidit*, S. T. van Wynpersse.; Lugduni Batav., 1795.

vaisseaux lymphatiques sont pourvus d'orifices béants à leur origine, puisque le mercure avait été chassé violemment par la pression des parois vasculaires.

Une femme, après ses couches, mourut subitement à la suite de convulsions, vers cinq heures du matin, bien qu'elle fût en parfaite santé le soir précédent, car elle avait mangé de bon appétit à son souper. Les vaisseaux lactés furent trouvés gonflés d'un chyle formant un caillot solide; plusieurs des villosités en étaient également remplies, et ressemblaient à autant de vésicules blanchâtres. Cruikshank, qui rapporte ce fait, dit qu'il fit, dans cette occasion, les observations suivantes: 1° Les villosités étaient si pleines de chyle, qu'on ne put rien voir des ramifications artérielles et veineuses; le tout parut comme une vésicule blanche, sans aucune ligne rouge, *aucun pore* ou *orifice* quelconque. 2° D'autres villosités contenaient aussi du chyle, mais en petite quantité; les ramifications des veines étaient nombreuses, et prévalaient par leur rougeur sur la blancheur des villosités. 3° Dans quelques centaines de villosités, on vit un tronc lymphatique formant des branches radiées ou commençant par elles. Les *orifices de ces vaisseaux* étaient très distincts sur la surface de la villosité, aussi bien que les vaisseaux eux-mêmes. Les vaisseaux lactés étaient pleins d'un fluide blanc, et il n'y avait qu'un seul tronc pour chaque villosité. 4° La cavité spongieuse dont parle Lieberkuhn paraît n'être que la membrane celluleuse commune qui lie les artères, les nerfs et les vaisseaux lactés ensemble. 5° Les *orifices sur les villosités* du jéjunum étaient au nombre de quinze ou vingt pour chaque villosité, ainsi que le constata Guillaume Hunter. Les lactés paraissaient naître par de petits orifices qui appartenaient aux branches radiées, lesquelles s'unissent pour former un vaisseau (1).

Il faut, suivant M. Lauth, que Cruikshank ait fait ses observations sur des intestins affectés de quelque maladie, parce qu'elles sont contraires à tout ce qu'ont vu les anatomistes qui depuis se sont occupés du même genre d'étude, et que le caractère bien connu de Cruikshank ne permet pas d'élever le moindre soupçon sur sa véracité.

Scheldon a cru voir les villosités sous des formes très variées, mais le plus souvent bulbeuses; il lui a semblé quelquefois distinguer des orifices au sommet des ampoules, mais il ne les a plus aperçus lorsqu'il a examiné chaque villosité séparément, de sorte qu'il élève des doutes sur l'existence de ces orifices (2).

A. Meckel représente les villosités intestinales par une languette étroite, dépourvue d'artères; l'injec-

(1) *Anatomie des vaisseaux absorbants du corps humain*, etc., trad. de l'anglais par Petit-Radel, p. 125; Paris, 1787.

(2) *The history of the absorbent system*; London, 1784.

tion les colore par simple transsudation ou imbibition; les orifices n'existent pas, et ils sont incompatibles avec la disposition foliacée des villosités (1). Cet auteur a représenté les villosités pourvues de vaisseaux à leur base, et, suivant lui, si les injections paraissent imparfaites ou irrégulières, il faut attribuer cette apparence, ou à l'imperfection de l'injection, ou à ce que les vaisseaux se sont vidés en partie après l'opération faite et lors du déplacement de la pièce et des mouvements imprimés à la préparation.

Les deux anatomistes de notre époque qui sont universellement considérés comme les plus habiles dans l'art d'injecter les vaisseaux capillaires, Prochaska et M. Dœllinger, s'expriment d'une manière claire et positive sur l'existence et le mode de terminaison des vaisseaux des villosités intestinales, mais ils ne font aucune mention d'orifices béants sur ces éminences qui ont mérité à la membrane muqueuse le titre de membrane veloutée. G. Prochaska dit que les plus petits vaisseaux se terminent les uns dans les autres, sans que le microscope puisse permettre d'apercevoir aucune interruption (1).

(1) Deutsches Archiv für die Physiologie, p. 163, 1819.

(2) Fines arteriarum aperti in internâ tunicâ ventriculi et intestinorum nulli quoque confirmantur, quia vasa minima continuo tractu et sine interruptione ibidem procedentia per microscopium observare licet, neque injectiones per arterias factæ, in cavum ventriculi et intestinorum, sine vasorum læsione penetrant, nisi nimis tenues fuerint, et per vasa transsudaverint; quare humorum in ventriculum et intestina secretionem transsuda-

M. Dœllinger a porté des injections dans les vaisseaux intestinaux de plusieurs animaux, et examiné au microscope les villosités; il a toujours parfaitement distingué les veines et les artères qui se distribuaient sur les flocons intestinaux, et, dans tous les points, il a vu ces deux ordres de vaisseaux s'anastomoser entre eux un grand nombre de fois par leurs rameaux les plus déliés, en formant, sur la villosité, un réseau admirable; aucune radicule ne se terminait isolément, sans s'anastomoser avec une autre, et sans constituer une arcade ou une maille. Nulle part M. Dœllinger ne fait mention d'orifices sur les villosités, et ses excellentes figures n'indiquent aucune espèce d'ouverture (1).

Si nous en croyons Mascagni, les tissus ne seraient que des plexus de vaisseaux lymphatiques, et la trame elle-même du corps animal consisterait en un réseau de vaisseaux absorbants; mais nulle part il ne s'explique clairement sur le mode d'origine et sur les orifices de ces vaisseaux. Mascagni est trop exclusif pour que son opinion soit une autorité aussi puissante qu'elle le serait sans cette circonstance,

tione per vasorum poros peragi, multum probabile est, quod ob parietum vasorum tenuitatem et nuditatem facile et abunde fieri potest. Eadem via, quâ humores ex vasis in intestinorum et ventriculi cavum penetrant, etiam quidquam ex cavo ventriculi et intestinorum vi affinitatum ad sanguinem pervenire posse experimenta suadent. — *Disquisitio anat. physiol. organis corporis humani ejusque processus vitalis*, p. 106 et 107; Viennæ, 1812.

(1) *De vasis sanguiferis quæ villis intestinorum tenuium hominis brutorumque insunt*. Monachii, 1828.

surtout s'il faisait reposer sa manière de voir sur des observations matérielles (1).

Comme Cruikshank, M. Lauth a eu l'occasion d'examiner le corps d'une femme qu'une rupture d'un sac anévrysmal de la crosse de l'aorte fit périr peu d'heures après avoir fait un repas. Il trouva les villosités intestinales distendues par le chyle, et ayant la forme d'un ovoïde pointu, un peu recourbé à son sommet. Ces villosités, soumises aux plus forts grossissements des lentilles du microscope, offrirent leur extrémité libre rugueuse, mais jamais on ne put parvenir à y distinguer d'orifice (2).

Depuis la publication de son *Essai sur les vaisseaux lymphatiques*, en 1824, M. Lauth a continué ses recherches sur les villosités intestinales, pour y apercevoir les orifices décrits par Lieberkuhn, Cruikshank, Bleuland et autres, mais sans succès. Il n'a jamais pu voir que des rugosités ou des granulations à leurs extrémités, sans orifices libres. Cependant, il a examiné des villosités dans différents états, sur l'homme et le chien, les unes vides, les autres à moitié remplies de chyle, d'autres gorgées de ce fluide, et comparativement il en

(1) *Prodromo della grande anatomia*, ch. 1. — Voyez aussi Foderà, *Recherches expérimentales sur l'absorption et l'exhalation*, etc.; Paris, 1824, p. 15.

(2) *Essai sur les vaisseaux lymphatiques*, etc., p. 18; Strasbourg, 1823.

a vu d'injectées, tant sur l'homme que sur divers animaux (1).

Nous emprunterons à MM. Muller, Valentin, Fohmann, et Treviranus, ainsi qu'au *Traité de Physiologie* que notre ami, M. le professeur Arnold, vient de publier, ce que la science possède de plus récent sur l'histoire des villosités intestinales; nous mettrons ainsi les personnes qui voudront bien lire cet opuscule éphémère, fait à la hâte dans l'espace de quelques jours, et sous l'émotion d'un concours, au fait des plus récents travaux; le temps et les circonstances ne nous permettant pas de nous livrer à des recherches anatomiques.

Les origines des vaisseaux lymphatiques apparaissent sous deux formes différentes dans les injections mercurielles.

La première est celle de réseaux à mailles, tantôt allongées, tantôt plus uniformes. Ces mailles sont fréquemment plus petites que les lymphatiques les plus déliés eux-mêmes, de sorte que ceux-ci paraissent comme un réseau très serré et de construction irrégulière. Les parties inégales du réseau peuvent être considérées par un observateur inattentif comme des agrégations de cellules, tandis qu'elles ne sont que des inégalités et de petites dilatations du lacis. Dans d'autres parties, où ce

(1) *Nouvelles recherches sur la structure de la peau*, par G. Breschet et Roussel de Vauzème; Paris, 1835.

dernier a des mailles beaucoup plus larges, la formation réticulée saute de suite aux yeux. Le diamètre des lymphatiques varie beaucoup dans les réseaux, mais jamais ils ne sont aussi déliés que les vaisseaux capillaires. M. Muller assure ne pas connaître un seul vaisseau lymphatique qui ne soit visible à l'œil nu. Les plus fins doivent être ceux des branchies des poissons, découverts et si bien figurés par M. Fohmann. Il est fort invraisemblable qu'il y en ait de plus déliés encore, précisément parce que les réseaux lymphatiques, tels que nous les connaissons aujourd'hui ne laissent entre eux que de très petits intervalles.

Ailleurs, les origines des lymphatiques se présentent, non plus sous la forme de réseaux, mais sous celle de petites cellules plus ou moins régulières qui tiennent toutes ensemble ; c'est ce qu'on voit au cordon ombilical. Telle était encore la disposition des douteux lymphatiques de la cornée, que MM. Muller et Arnold ont observés.

Cette opinion nous paraît, ainsi que nous l'avons déjà exprimé, encore très problématique, en ce qui concerne surtout le placenta. Au reste il est incertain que les cellules soient des commencements de vaisseaux lymphatiques, parce qu'on les rencontre de préférence dans des parties où l'on ne trouve d'ailleurs point de vaisseaux lymphatiques réguliers et allongés, comme au cordon ombilical. En comparant diverses pièces injectées et faisant lui-même quelques essais, M. Muller est arrivé à croire que beaucoup de prétendues origines celluliformes de lymphatiques ne sont pas de vrais lymphatiques, et que, même lorsqu'elles sont le plus serrées les unes contre les autres, les origines de ces vaisseaux forment des réseaux souvent réguliers. Ainsi, malgré l'admiration qu'on a pour les belles recherches de M. Fohmann, il faut douter encore que tout ce qu'on obtient par des injections soit des vaisseaux lymphatiques. Dans nos conférences, en Italie, avec M. Panizza, il nous a dit partager nos doutes sur ce que les parties représentées par M. Fohmann comme des vaisseaux lymphatiques soient toujours réellement des organes de cette nature. M. Muller confesse être dans la même incertitude. Il a injecté le cordon d'après les préceptes donnés par M. Fohmann : l'injection (avec une seringue d'acier) a réussi par places, même sur le cordon d'un fœtus de six mois; elle a produit des cellules pleines de mercure, d'un quart à un dixième de millimètre. Ces cellules ne sont à coup sûr pas artificiellement produites; la plupart ont à peu près la même grandeur, et le mercure passe de l'une dans l'autre, sans extravasation. La plus grande partie du tissu du cordon qui entoure les vaisseaux sanguins en est formée; ce n'est qu'à l'insertion ombilicale qu'il s'est rempli plusieurs petits canaux courts et parallèles. Mais ces cellules sont-elles des cellules lymphatiques? Nous doutons, avec M. Muller, qu'elles servent à l'absorption. Tous ces jours derniers nous avons fait des injections, et sur les placenta où nous avons eu le plus de succès, la forme des parties injectées différait de celle des véritables vaisseaux lymphatiques chez l'homme adulte; les vaisseaux du cordon paraissent tous sous forme celluleuse.

A l'intestin grêle, les lymphatiques naissent en partie des villosités, en partie aussi dans le tissu même de la membrane muqueuse. En injectant les réseaux lymphatiques de la membrane muqueuse intestinale, on ne voit point sortir de mercure.

Ce serait un fait important si le passage du lait, que M. Muller a vu s'effectuer facilement de l'intestin dans les lymphatiques, avait lieu sans déchirure de la membrane interne de l'intestin. Lorsqu'on coupe une portion d'intestin de brebis vivante, qu'on la lie à l'une de ses extrémités, et qu'avec une seringue on la remplit de lait poussé avec force, on voit de suite les lymphatiques se gorger de lait, qui y marche rapidement. Quand on repousse ce lait dans les vaisseaux, suivant la direction des valvules, on remarque aussitôt que la portion de ceux-ci qui vient de l'intestin se remplit de nouveau, surtout lorsqu'on comprime l'intestin. Le procédé le plus expéditif pour remplir les vaisseaux lymphatiques de lait, consiste à comprimer l'anse intestinale dans le sens de sa longueur, de manière à essayer de la raccourcir; la compression latérale réussit moins bien. Si on remplace le lait par une injection colorée avec le cinabre, les lymphatiques se remplissent très difficilement. En opérant avec du mercure, il ne passe point dans ces vaisseaux. Cependant, avec une matière colorante parfaitement dissoute, par exemple, avec de l'indigo soluble, on parvient très facilement à injecter ainsi les lymphatiques du mésentère. Mais ce passage si facile à obtenir pourrait fort bien coïncider avec une déchirure de la membrane interne de l'intestin dans l'endroit même où il a lieu, car les vaisseaux lymphatiques se remplissent tout-à-coup, et en examinant ensuite la face interne de l'intestin, on la trouve souvent lésée çà et là. Par conséquent, il ne faut attacher qu'une faible importance à ces expériences.

Au moment d'achever cet article sur les origines des vaisseaux lymphatiques, nous recevons un livre dans lequel un chapitre tout entier est consacré à ce point d'anatomie et à la structure des villosités. Si le temps nous l'avait permis nous aurions voulu vérifier les assertions de M. Treviranus. Dans les circonstances présentes, nous sommes obligés de n'être que simples rapporteurs. Nous allons donner un sommaire des idées de cet illustre physiologiste, sans rien garantir, et sans vouloir rien prendre sous notre responsabilité, bien que nous ayons une haute estime pour un savant si distingué ; mais ses idées sont parfois très spéculatives.

C'est M. Treviranus qui parle : J'ai trouvé entre les tuniques villeuse et musculeuse de l'intestin grêle de souris qui venaient d'être tuées, outre les gros vaisseaux qu'on ne pouvait méconnaître pour des lymphatiques, des espèces de stries formées de deux ou trois cylindres parallèles ayant 0,003 millim. de diamètre. Ces cylindres semblaient être autant de cylindres élémentaires dilatés du tissu cellulaire. Je ne pus apercevoir aucune connexion entre eux et les lymphatiques ; mais je fus plus heureux dans le tissu cellulaire dont le thymus est couvert. Là, j'aperçus de longs cylindres, contournés, dont plusieurs étaient beaucoup plus amples que les cylindres élémentaires ordinaires, qui se plaçaient en long les uns à côté des autres, et qui, après s'être unis ensemble constituaient de véritables vaisseaux lymphatiques. J'acquis la pleine certitude que ceux-ci tirent leur origine du tissu cellulaire, par des recherches sur une espèce de tortue. Chez cet animal on trouve partout, dans le tissu cellulaire extérieur des gros vaisseaux de la poitrine et du bas-ventre, surtout de l'aorte, de la veine-cave, du tronc de l'artère mésentérique et des gros vaisseaux de l'articulation de la cuisse, des amas de cylindres élémentaires, étroitement entrelacés ensemble, dont beaucoup ont la forme ordinaire et un diamètre de 0,0016 à 0,002 millim.; plusieurs sont très longs et pliés en zigzag, avec le même diamètre, et d'autres, plus gros, ayant un diamètre qui va jusqu'à 0,0066 millim., ont l'apparence de véritables lymphatiques.

Les plus gros cylindres sortent isolément des amas dans lesquels ils sont entrelacés ensemble, s'unissent dans le sens de leur longueur à d'autres, tantôt plus gros, tantôt plus petits, et forment avec eux des cordons larges de 0,001 à 0,0023 millim. qui ressemblent aux lymphatiques de l'animal. Dans le mésentère de la grenouille, j'ai vu des lymphatiques, dont le diamètre n'était que de 0,003 à 0,004 millim., s'unir en réseaux les uns avec les autres, quelques uns s'ouvrir dans les parties latérales de quelques autres d'un calibre double, et ceux-ci s'aboucher avec des lymphatiques plus gros encore. Les plus gros marchaient toujours à côté de veines assez volumineuses pour admettre au moins deux séries de globules du sang. La plupart des petits, au contraire, marchaient à distance des vaisseaux sanguins, et sans suivre la même direction qu'eux.

Une autre origine des lymphatiques est celle qu'ils tirent des villosités. Leurs racines, dans ces parties, ne sont plus que des cylindres élémentaires de tissu cellulaire, qui, réunis ensemble, s'ouvrent à l'extrémité intestinale d'un gros lymphatique. Quand, sur un animal qui a mangé peu de temps avant sa mort, on examine les villosités fortement grossies et éclairées par dessous, on aperçoit à leur surface des vésicules saillantes, des bords latéraux desquelles partent des lignes obscures qui descendent se réunir en un point dans l'axe. Ces lignes ne sont pas les bords des vaisseaux sanguins des villosités, qui ne marchent pas dans l'intérieur de celles-ci, mais à leur surface, et qui suivent une direction courbe, au lieu de marcher en ligne droite. Elles ne peuvent être que les bords latéraux des racines des vaisseaux lactés. Je les ai vues, dans une villosité, se réunir ensemble là où commençait un vaisseau ayant 0,001 millim. de diamètre, et qui paraissait être un lymphatique.

Au milieu de la surface de chacune des vésicules saillantes sur les villosités, on découvre un point circulaire, qui est constant et fort distinct d'autres petits points plus petits qu'on aperçoit dans les vésicules. Cruikshank le regardait comme une ouverture, et je crois que ce peut en être une. La vésicule sur laquelle il se trouve ressemble avec lui à une papille percée au sommet. Ce point, comme aussi la formation des villosités par des cylindres élémentaires élargis, et la forme papillaire des dernières extrémités de ces cylindres, m'a paru plus manifeste encore que dans les villosités des animaux à sang rouge, dans les papilles dont est muni l'intestin grêle des reptiles. Dans les tortues, on voit saillir, à la face interne de cet intestin, des feuillets membraneux, qui sont parsemés de papilles hémisphériques. Chacune des papilles porte à son sommet un pointobscur qui, à un grossissement de cinq cents diamètres, ressemble tout-à-fait à une ouverture située dans un enfoncement. Au bord des feuillets, où les papilles peuvent être observées de côté, elles se présentent comme autant d'extrémités arrondies de cylindres, ayant le diamètre de 0,004 millim. Je n'ai point observé, chez les reptiles, l'origine des vaisseaux lactés. Mais, chez tous les vertébrés que j'ai examinés, et même chez l'homme, j'ai trouvé sur les membranes villeuses un réseau vasculaire, et partout, sur ce réseau, une multitude de lymphatiques déliés, qui naissaient de ses mailles, et se réunissaient en branches de plus en plus grosses.

Les papilles des villosités, avec leurs ouvertures apparentes, pourraient être aussi regardées comme des bourses muqueuses microscopiques. Elles peuvent en être effectivement, et cependant être en même temps les commencements des racines des lactifères. Probablement l'absorption par ces vaisseaux s'opère à la faveur d'un mucus que sécrète la face interne de leurs racines, dont celles-ci sont remplies, et qui attire le chyle du canal intestinal par une ouverture extérieure. Au reste les ouvertures des papilles dont il s'agit n'ont rien de commun avec le pore de Lieberkuhn, qui était l'effet d'une illusion d'optique.

Ainsi, en dernière analyse, M. Treviranus suppose que partout, tant au canal intestinal que dans la profondeur des tissus et à toutes les surfaces ouvertes au dehors, les vaisseaux lymphatiques sont produits par les tubes élémentaires, qu'il suppose également constituer la base organique de tous les tissus. Suivant lui, ces tubes se termineraient, aux surfaces, par des papilles creuses et percées d'un trou. L'absorption serait le résultat de la succion du chyle tout formé par un mucus sécrété à travers les parois de ces papilles.

Ici il faut remarquer que tous les faits relatifs aux tubes élémentaires ont été observés à des grossissements qui exposent aux plus grandes illusions, et que M. Treviranus lui-même n'est pas bien persuadé de l'existence du trou dont il parle.

Enfin, il allie à tout cela des hypothèses au moins singulières sur le mécanisme de l'absorption, et dont la moins bizarre n'est pas de supposer le chyle tout formé dans l'intestin, chose à l'égard de laquelle il est allé plus loin encore que des physiologistes modernes, qui ne voient qu'un *chyle brut*, ou, en d'autres termes, des éléments du chyle, dans le tube intestinal. Et comme si ce n'était pas assez de ces deux hypothèses, M. Treviranus en propose encore une troisième, suivant laquelle les papilles initiales du système lymphatique seraient les organes sécréteurs de la graisse, parce qu'on trouve souvent des globules de graisse

(1) G.-R. Treviranus, *Beitraege zur Aufklaerung der Erscheinungen und Gesetze des organischen Lebens*; 1836, p. 98.

dans les gros lymphatiques du bas-ventre, chez les animaux qui ont de l'embonpoint.

§ III. Dispositions générales du système lymphatique.

A leur origine dans le tissu même des organes, les vaisseaux lymphatiques sont à un état de division tel qu'il est impossible d'en saisir la disposition. Cette difficulté est encore augmentée par la transparence du liquide qui les remplit, et qui ne peut pas, comme le sang pour les vaisseaux sanguins, tenir lieu d'injection artificielle. D'un autre côté, la cavité des lymphatiques étant hérissée de valvules, il est presque toujours impossible de surmonter un tel obstacle et de faire pénétrer le mercure dans ces vaisseaux par la voie rétrograde. De cette circonstance est résultée la diversité des opinions qui ont été émises sur l'origine des vaisseaux lymphatiques, et qui le plus souvent ont été appuyées bien moins sur l'inspection anatomique que sur des raisonnements spécieux. C'est ainsi que les premiers anatomistes qui suivirent Aselli, tels que Bartholin et Rudbeck, admirent une analogie parfaite entre l'origine des lymphatiques et celle des lactés, et leur supposèrent par conséquent des villosités libres pompant les liquides à la manière des sangsues. Malpighi, au contraire, trouvait partout des follicules glanduleux, et croyait que les lymphatiques provenaient de ces follicules. Schelhammer, considérant la différence de couleur qui existe entre le sang veineux et le sang artériel, établit que le liquide, parvenu aux extrémités des artères, se divise en deux parties; l'une, purement séreuse, est ramenée par les lymphatiques; l'autre, plus épaisse et plus noire, est ramenée par les veines. Un grand nombre d'anatomistes se rattachèrent à cette doctrine, à laquelle l'autorité de Nuck donnait plus de poids, et qui paraissait se concilier, au moins par les mots, avec la théorie de Boerhaave. Hamberger dit que les vaisseaux lymphatiques naissent de toutes les cavités qui contiennent une liqueur, et de tout vaisseau, soit artère, soit vaisseau sécréteur, excréteur ou autre. Hunter et Monro combattirent la doctrine de ceux qui prétendaient que les lymphatiques sont continus aux artères, et soutinrent qu'ils naissent des diverses surfaces, soit externes, soit internes, de la substance des organes, et du tissu cellulaire; ce qui est prouvé soit par les injections, soit par les expériences physiologiques, où des substances déposées dans ces diverses parties ont été retrouvées dans l'intérieur des lymphatiques qui en naissent. Mais, quoiqu'on ne puisse pas, dans l'état actuel de la science, décider si les lymphatiques naissent par des orifices ouverts, comme le veulent Mascagni, Cruikshank et autres, ou s'ils ne communiquent, comme le prétend A. Meckel, avec les diverses surfaces qu'au moyen d'un tissu gélatineux qui existe à leur extrémité et qui les enveloppe, quelques observations sembleraient devoir faire pencher vers la première opinion, car Mascagni est parvenu à faire sortir quelques gouttelettes de mercure des vaisseaux lymphatiques du péritoine injectés par voie rétrograde sur la surface du foie. Haase et M. Lauth ont pu remplir les lymphatiques jusqu'à la face externe du derme, et le premier dit même avoir reconnu distinctement leurs orifices dans les pores cutanés, par lesquels il fit ressortir du mercure poussé avec le manche du scalpel.

Cependant les travaux les plus récents, et surtout ceux de M. Panizza et de M. Fohmann, ainsi que nos propres recherches sur les lymphatiques de la peau et sur les villosités intestinales, ne permettent pas de croire à l'existence de ces orifices extérieurs des vaisseaux lymphatiques.

Dès leur origine, les lymphatiques forment entre eux des réseaux serrés, dont la distribution est peu différente dans chaque partie, comme cela s'observe aussi pour les vaisseaux sanguins. C'est de ces premiers réseaux que quelques auteurs, et surtout Mascagni, ont fait la trame du corps humain. D'après Mascagni, les cheveux, l'épiderme, l'émail des dents, les tissus cornés, en sont uniquement composés. Mais on sait que toutes ces parties ne sont que le produit de sécrétions, et non de véritables tissus organisés; conséquemment, on ne peut pas chercher de vaisseaux lymphatiques dans leur composition. Les membranes simples ne contiennent également que des réseaux lymphatiques. Peu à peu ces réseaux grossissent et forment, avec quelques vaisseaux sanguins qui viennent se mêler à eux, des membranes plus composées. De ces plexus, enfin, en naissent d'autres, où se trouvent aussi des nerfs, et qui forment ainsi des membranes sensibles. Cette idée de Mascagni a été portée plus loin encore par un médecin de beaucoup de mérite, M. Allard (1), qui comprend sous le nom de *lymphatiques* tous les vaisseaux dont la fonction est d'absorber. Il regarde le système lymphatique comme la trame du corps humain, et lui donne pour fonctions non seulement d'absorber, mais encore de desservir la nutrition et les sécrétions. On regrette, lorsqu'on lit l'ouvrage de M. Allard, que ce médecin n'ait pas fait une étude spéciale de l'anatomie; il nous aurait consolés de la perte de Bichat.

Plusieurs observations de Mascagni et de M. Fohmann semblent démontrer que quelques uns des lymphatiques composant les premiers plexus se terminent de suite dans les petites veinules sanguines qui entrent avec eux dans la composition

(1) *Histoire d'une maladie propre au système lymph.*, etc. — *Du siége et de la nature des maladies*. Paris, 1821.

des parties. Peu à peu ces lymphatiques se réunissent en rameaux plus considérables, qui à leur tour s'anastomosent entre eux, et se divisent de nouveau, de manière à constituer des réseaux à mailles toujours plus larges à mesure que les branches augmentent en grosseur. Leur direction est alors plus ou moins rectiligne, et ils convergent manifestement vers les deux troncs communs de tout le système. Ils marchent sur deux plans : l'un, superficiel, accompagne les veines sous-cutanées, et rampe immédiatement sous les membranes séreuses dans les viscères; l'autre, profond, accompagne les artères et les nerfs. Leur nombre est très considérable; on en rencontre cependant davantage en certaines parties que dans d'autres, par exemple, à la partie interne des membres, dans quelques viscères, comme dans le canal alimentaire, le foie, la rate, le poumon, etc. Ils paraissent exister dans toutes les parties organisées du corps; car, si on ne les a pas trouvés dans la substance du cerveau et de la moelle épinière, dans l'œil, dans l'oreille interne, il est pourtant probable qu'il y en existe, mais leur ténuité les soustrait à nos moyens de recherche; on les rencontre en effet dans les enveloppes de ces organes, où d'ailleurs les vaisseaux sanguins eux-mêmes ne se trouvent qu'à un état de division extrême. Quoique les lymphatiques se réunissent entre eux, leur volume reste de beaucoup inférieur à celui des veines.

Cependant on remarque quelques différences à cet égard; les vaisseaux profonds sont beaucoup plus gros que les superficiels, ceux des membres inférieurs plus que ceux des supérieurs, et ceux de la tête excessivement petits. Ce volume est susceptible de changer avec l'état des organes; il diminue dans les parties atrophiées; il augmente dans celles qui sont très développées, comme dans la matrice des femmes enceintes et dans les mamelles de celles qui allaitent; il augmente encore dans les organes en suppuration, ou qui sont passés à l'état squirrheux.

Des plexus déliés paraissent donc dès l'origine des vaisseaux lymphatiques, à l'exception de ceux de ces vaisseaux qui naissent des villosités intestinales. Ce type constant n'offre de différences que dans le volume des vaisseaux composant les réseaux, la grandeur des mailles, etc. C'est, suivant Mascagni (1), la trame du corps humain. Les vaisseaux lymphatiques concourant à la composition des réseaux capillaires et ne s'unissant pas de suite aux veines sanguines, se rapprochent et s'anastomosent entre eux pour constituer des rameaux plus considérables, lesquels forment encore des réseaux, mais à mailles plus larges, et de ces derniers surgissent des branches et des petits troncs.

(1) *Prodromo della grande anatomia*, chap. 8.

La direction de ces premiers vaisseaux est le plus communément rectiligne. Sur les membres, dans les cavités splanchniques et sur les parois des cavités du tronc, les lymphatiques sont disposés sur deux plans, l'un superficiel, en rapport avec les veines sous-cutanées, ou placé entre les membranes séreuses et la surface des viscères; l'autre profond, marchant de compagnie avec les artères, les veines, les nerfs, etc.

Les vaisseaux lymphatiques superficiels des membres sont plus nombreux que ceux des couches profondes. Ainsi on compte une trentaine de ces canaux dans le premier plan de la partie supérieure de la cuisse, et quinze ou seize au bras, tandis que le plan profond de ces deux parties offre des vaisseaux bien moins multipliés.

Presque toujours parallèles entre eux, les vaisseaux lymphatiques s'anastomosent dans leur trajet, par des branches de communication; car ils convergent rarement les uns vers les autres et ne se confondent pas, comme le font les veines; souvent ils parcourent un espace considérable sans augmenter sensiblement de calibre.

Nous ne pourrions pas établir pour les veines, et surtout pour les vaisseaux lymphatiques, ces distinctions bien tranchées, qui ont été faites par le génie de Bichat sur l'union des artères entre elles. Il est impossible de rapporter à des types bien déterminés les anastomoses des vaisseaux lymphatiques entre eux; ces communications sont beaucoup moins multipliées dans le système lymphatique que dans le système artériel et surtout que dans le système veineux.

Cependant M. le professeur Cruveilhier indique le mode suivant comme le plus ordinaire de ceux qui établissent une communication entre les vaisseaux lymphatiques. Tout vaisseau lymphatique, après un trajet plus ou moins long, se divise en deux branches à peu près égales, sous un angle très aigu. Chaque tronc résultant de cette bifurcation s'anastomose avec le lymphatique voisin, de telle sorte que, si cette division dichotomique appartenait à toutes les branches du système vasculaire, il en résulterait un réseau à mailles larges et étendues. Ce mode de dichotomie et d'anastomose latérale sous un angle aigu est favorable à la circulation de la lymphe, et explique pourquoi, lorsque le mercure n'a été porté que dans un seul tronc lymphatique, on voit cependant un grand nombre de vaisseaux voisins être distendus par le métal liquide.

Non seulement ces anastomoses se font latéralement entre les vaisseaux lymphatiques du même plan, mais encore il existe des communications nombreuses entre les plans superposés, surtout si des cloisons fibreuses, épaisses, imperforées, ne séparent pas les couches vasculaires. Dans ce dernier cas ce ne serait que sur un petit nombre de points, et surtout vers ceux où existent des ganglions, que ces anastomoses s'opéreraient. Quelquefois enfin, après que le vaisseau s'est bifurqué, chacune des deux branches se subdivise et le vaisseau interne, résultant de cette seconde bifurcation, se réunit à son semblable, près duquel il est situé.

La capacité du système lymphatique est aussi variable que celle des veines, et parfois les vaisseaux de la lymphe ont un très grand degré de dilatabilité. Cette circonstance rend difficile l'appréciation comparative des troncs et des branches. J. Fr. Meckel croit que la capacité du système lymphatique peut égaler celle du système veineux; et comme les branches des vaisseaux lymphatiques ne tendent pas à se réunir aux troncs, ainsi qu'on le voit dans le système veineux, leur nombre plus considérable donne plus de capacité au système lymphatique général.

Malgré la grande ténuité, la minceur, la transparence et l'extrême dilatabilité des parois des vaisseaux lymphatiques, ils ne se déchirent pas aussi facilement qu'on pourrait le présumer, sous la pression d'un liquide injecté dans leur cavité. Werner et Feller (1) assurent que les vaisseaux sanguins, artères ou veines, du même diamètre que des vaisseaux lymphatiques sur lesquels ils expérimentaient, étaient toujours déchirés par la pression d'une colonne de mercure haute de

(1) *Vasor. lacteorum atque lymphat. anatomica et physiologica descriptio*; fasc. 1, p. 15-16.

douze pouces, tandis que les lymphatiques supportaient le poids d'une colonne bien plus élevée. Les observations de Scheldon (1) et de Meckel (2) s'accordent avec les expériences de Werner et Feller. Cette grande facilité des vaisseaux lymphatiques à se laisser distendre, fait que leur diamètre est très variable, soit pendant la vie, soit après la mort, de telle sorte que des vaisseaux qui, dans l'état d'injection, paraissent très gros, étaient à peine visibles sur le vivant.

On admet généralement deux membranes dans l'épaisseur des vaisseaux lymphatiques, l'une externe, celluleuse, plus ou moins dense, résistante, très élastique; l'autre interne, plus fine, plus déliée, et plus extensible que celle des veines. Les ossifications sont beaucoup plus rares dans les parois des veines que dans celles des artères, et bien plus insolites encore pour les parois des vaisseaux lymphatiques. C'est la membrane interne qui forme à l'intérieur ces replis si multipliés qui font comparer les canaux lymphatiques à un chapelet; chaque valvule produit une sorte de resserrement qui simule l'intervalle des grains du chapelet. A l'intérieur, ces replis ont une disposition dont nous donnerons plus bas la description. La tunique interne est comparable, d'après son apparence, aux lames qui composent les membranes séreuses et à celles qui

(1) *The history of the absorbent system*, etc.; London, 1784.

(2) *Opuscula anatomica de vasis lymphaticis*; Lipsiæ, 1760.

constituent le tissu cellulaire lui-même, c'est-à-dire le tissu cellulaire non fibreux. Peut-être y a-t-il plus que de l'analogie. C'est ce que disent plusieurs anatomistes; mais il ne nous appartient pas de nous arrêter aujourd'hui sur ce point de la science de l'organisation animale.

On ne reconnaît pas chez l'homme de membrane moyenne, ou membrane fibreuse, aux vaisseaux lymphatiques, bien qu'elle existe dans les artères et dans les veines. Mascagni n'admet pas non plus de fibres musculeuses dans les vaisseaux lymphatiques, tandis que Schreger croit qu'il y en a de circulaires dans le canal thoracique de l'homme et de quelques animaux (1). Sœmmering est du même sentiment, tandis que Rudolphi déclare n'avoir pu en découvrir, ni chez l'homme, ni dans plusieurs grands quadrupèdes. Cette tunique extérieure, considérée comme fibreuse par les uns et comme musculeuse par les autres, est formée, suivant M. le professeur Cruveilhier, par du tissu jaune élastique, ou tissu dartoïde, à la présence duquel les lymphatiques doivent la faculté de se laisser distendre à un haut degré sans se rompre, puis de revenir sur eux-mêmes, pour reprendre leur calibre ordinaire. M. Cruveilhier fait remarquer que la membrane externe des vaisseaux lymphatiques est souvent couverte de tissu

(1) *Fragm. anat. et phys.*, fasc. 1; Leipzick, 1791.

adipeux (1). Sheldon (2) dit avoir reconnu de véritables fibres musculaires sur le canal thoracique du cheval.

Les parois des vaisseaux lymphatiques présentent, ainsi que le démontrent les heureuses injections de Mascagni et de Cruikshank, des vaisseaux sanguins nourriciers. Cruikshank regarde même comme très vraisemblable que de petits vaisseaux lymphatiques rampent sur les parois de vaisseaux plus considérables, et forment ainsi les *vasa vasorum*.

On n'a pas encore démontré de nerfs se ramifiant sur les vaisseaux lymphatiques. Cependant le canal thoracique étant entouré d'un plexus nerveux fourni par le système ganglionaire, et les vaisseaux lymphatiques étant de tous les vaisseaux les plus irritables, il est très probable qu'ils reçoivent des nerfs, comme tous les autres organes.

Si l'existence des fibres musculaires dans les vaisseaux lymphatiques peut être révoquée en doute, il n'en est pas ainsi de la contractilité des parois de ces vaisseaux, qui est démontrée par plusieurs expériences, et qui persiste même pendant plusieurs heures après la mort. Si l'on tue un chien vers la fin de sa digestion, et qu'on lui ouvre de suite le bas-ventre, on y trouve les intestins marbrés, et les vaisseaux lactés remplis de chyle ; mais ces vaisseaux, irrités

(1) *Anat. descript.*, t. 3, p. 358.

(2) *The history of the absorbent system*, etc. ; London, 1784.

par le contact de l'air atmosphérique, se contractent de suite, et au bout d'une ou deux minutes on n'en n'aperçoit plus de traces. Le résultat est le même pendant plus de vingt-quatre heures après la mort; mais, passé ce temps, leur contractilité est éteinte complètement, et ils restent alors distendus par le chyle, malgré le contact de l'air. Si on lie le canal thoracique ou un autre vaisseau lymphatique sur un animal vivant, et qu'on fasse une piqûre au-dessous de l'endroit où il est lié, le liquide sort par jets, tandis que cette opération étant répétée quelque temps après la mort, le liquide découle lentement. Le racornissement des vaisseaux lymphatiques par les caustiques, donné par les anciens physiologistes comme preuve de leur irritabilité, n'est plus regardé aujourd'hui que comme une action purement chimique.

On a voulu s'assurer de l'existence de la sensibilité dans les vaisseaux lymphatiques, en les piquant, tiraillant ou cautérisant; mais les résultats de ces expériences doivent être regardés comme nuls, puisque la douleur, inséparable de toutes les opérations nécessaires pour mettre un vaisseau lymphatique à découvert, est au moins aussi intense que celle qui serait produite par les manœuvres exercées sur lui. D'ailleurs l'on n'est jamais sûr de ne pas intéresser en même temps un des filets nerveux qui accompagnent les vaisseaux lymphatiques. Mais, si nous ne pouvons rien dire de positif sur la sensibilité des vaisseaux lymphatiques dans l'état de santé, nous leur trouvons une sensibilité exquise lorsqu'ils viennent à s'enflammer à la suite d'une piqûre, de l'absorption de matières putrides ou d'un virus quelconque, à moins que la douleur qu'on ressent ne provienne, comme l'ont prétendu quelques auteurs, uniquement de l'inflammation des tissus ambians.

Les vaisseaux lymphatiques ont une force de résistance bien supérieure à celle des vaisseaux sanguins d'un calibre égal. Dans les membres inférieurs, cette force de résistance est à celle des artères à peu près dans le rapport de 10 à 3. Elle est plus petite dans ceux des membres supérieurs, et moindre encore dans ceux des viscères. La tunique interne des vaisseaux lymphatiques, quoique très extensible, l'est moins que l'externe, car c'est toujours elle qui se rompt la première. Ces vaisseaux sont très élastiques ; un lymphatique presque imperceptible quand il est vide, acquiert souvent une demi-ligne de diamètre, s'il est distendu par l'injection; videz ce vaisseau, et il reprendra ses premières dimensions. Mascagni vit cette élasticité subsister pendant deux ans sur des vaisseaux lymphatiques injectés et conservés dans l'alcool; il pense même que ce n'est qu'en vertu de cette propriété que se fait la progression des fluides qui y sont contenus, et il leur refuse positivement toute contractilité vitale. Il explique cette élasticité par l'arrangement des fibres, qu'il compare au tissu d'une natte de paille, fibres qui, selon lui, consistent dans un amas de vaisseaux plus fins. Les vaisseaux lymphatiques, comme les vaisseaux sanguins, sont susceptibles de s'étendre dans les parties voisines accidentellement adhérentes, et de se régénérer dans les parties divisées, comme le prouvent les injections de Cruikshank.

§ IV. Valvules.

La surface interne des vaisseaux lymphatiques présente, de distance en distance, des replis semi-lunaires ou semi-circulaires, formés par la membrane interne, qui sont disposés comme les valvules de l'origine de l'aorte ou de l'artère pulmonaire, ou, mieux encore, comme celles des veines.

Les réseaux lymphatiques du tissu cutané ne sont pas pourvus de valvules semblables à celles qu'on connaît dans les branches de ce système vasculaire, en dehors des organes. On ne découvre que des rudiments de valvules, ou des rétrécissements de forme irrégulière. Ces dispositions ne constituent que de faibles barrières, insuffisantes pour empêcher le mercure de se répandre en tous sens lorsqu'on le fait arriver dans un rameau (1). Des replis réguliers ne paraissent qu'aux branches et aux petits troncs qui sortent du tissu cutané (2).

(1) Fohmann, *Mém. sur les vaiss. lymph. de la peau.*
(2) *Ibid.*

Les valvules des vaisseaux lymphatiques, découvertes par Rudbeck (1) et par Bartholin (2), décrites et représentées avec plus de soin par Ruysch (3), ont été examinées par un si grand nombre d'hommes célèbres, tels que Nuck (4), Cruikshank (5), Hewson (6), Mascagni (7), Fohmann, Lauth, Panizza, etc., que ce point d'anatomie semble ne laisser ni lacune ni incertitude dans la science. Bien que Thomas Bartholin (8) eût observé et décrit les valvules des vaisseaux lactés, c'est cependant à Ruysch (9) que l'on en doit la première bonne description. Avant lui, Pecquet (10) les avait entrevues dans le canal thoracique; mais la découverte de celles des vaisseaux lymphatiques appartient à celui-ci. Rudbeck les fit représenter, avec les vaisseaux eux-mêmes, sur

(1) *Insid. struct.*, p. 91-128.

(2) *Vasa lymphat. brutor.*, p. 46, etc.

(3) *Dilucidatio valvul. in vasis lymph.*, etc.; La Haye, 1665, in-4°, cum figuris.

(4) *Adenographia*, etc., cap. 6, p. 61.

(5) *Anat. des vaiss. absorb. du corps humain*, trad. de Petit-Radel, p. 136.

(6) *Experimental inquiries*, containing a description of the lymph. syst. in the human subj., etc.

(7) *Vasor. lymphaticor. corp. hum. historia et iconographia.* Senis, 1787.

(8) *De vasis lymphaticis*, cap. V, methodica vasor. lymphaticor. descriptio; Lugd. Batav., 1669.

(9) *Dilucid. valvular. in vas. lymph.*; La Haye, 1665. (Voyez la collection de Mauget.)

(10) *Experimenta nova anatomica*, Paris, 1651, in-4°.

deux planches qui parurent en 1653; trois ans auparavant il les avait vues pour la première fois en Hollande. Vues et revues par tous les anatomistes qui ont cherché à perfectionner l'histoire des vaisseaux lymphatiques, surtout par Mascagni, elles ont été représentées constamment de la même manière, et comme dépendantes du repli de la membrane interne. Il était bien étonnant que tous s'accordassent sur un fait matériel, et qu'un physiologiste moderne fût le seul qui eût vu différemment. Ayant introduit un tube chargé de mercure dans un vaisseau lymphatique, entre le premier et le second os du métatarse, nous avons obtenu non seulement l'injection des vaisseaux lymphatiques de la jambe et de la cuisse, mais encore celle des ganglions du pli de l'aine, de la région iliaque et des troncs nombreux, considérables, placés dans la même région, en connexion avec l'artère et la veine iliaques externes. Enfin le mercure parvint jusque dans le canal thoracique. Pendant l'injection, nous voulûmes, à plusieurs reprises, nous assurer s'il était possible, soit avec le doigt, soit avec le manche du scalpel, de faire descendre le mercure dans une direction opposée à celle du sens des valvules, et nous reconnûmes qu'à la jambe et à la cuisse on pouvait le faire revenir de haut en bas, c'est-à-dire

(2) *Prodromo della grande anatomia*, seconda opera postuma di Paolo Mascagni; Firenze, 1819, p. 8.

dans une direction contraire à celle qu'il avait suivie, mais dans une étendue fort bornée. On rencontrait bientôt un obstacle à ce mouvement rétrograde du métal liquide, et cette résistance ne pouvait pas être surmontée sans un effort tel que parfois le vaisseau s'en trouvât rompu. Les obstacles à tout mouvement rétrograde du mercure existaient à une distance d'environ un pouce les uns des autres. Nous avons ensuite détaché soit quelques troncs bien remplis de mercure, à la jambe, à la cuisse, ou dans la région iliaque, soit même des portions du canal thoracique, et nous les avons soigneusement dépouillés de tout tissu cellulaire ambiant. Ces lymphatiques, de calibre varié, offraient des bosselures et des rétrécissements, mais sans régularité, et ne pouvaient donner aucune idée que le vaisseau fût formé d'une suite de cônes empilés les uns sur les autres. Les bosselures et les rétrécissements étaient assez distincts, quand les vaisseaux étaient frais ; mais ils le devenaient bien plus encore, lorsque ceux-ci avaient été desséchés. Après avoir fait sécher plusieurs de ces troncs vasculaires pris à la jambe, à la cuisse, à la région iliaque, ainsi que sur le canal thoracique, nous les avons fendus longitudinalement, puis ils ont été examinés avec soin à la loupe et sous le microscope. Tous nous ont offert distinctement des valvules comparables, sous le rapport de leurs formes et de leurs dispositions, mais non sous celui de leur nombre, aux valvules sigmoïdes de l'origine de l'aorte et de l'artère pulmonaire; comme elles, comparables à des paniers de pigeons, pour employer une expression vulgaire, et dépendantes d'un repli de la membrane intérieure du vaisseau. Sur les troncs lymphatiques bien desséchés, le mercure était renfermé dans une poche profonde, à orifice supérieur, et dont le fond arrondi était dirigé en bas. Nous n'avons constamment rencontré que deux valvules sur les points correspondants et occupant toute la circonférence interne du vaisseau. La distance entre chaque paire de valvules n'est pas la même pour tous les vaisseaux et dans toutes les régions du corps. En général, on peut affirmer qu'elles sont moins rapprochées dans les petits vaisseaux que dans ceux d'un plus gros calibre. Pour les premiers, la distance entre deux paires de valvules est d'un pouce environ, ce qui correspond parfaitement à la résistance que nous avons éprouvée en voulant faire rétrograder le mercure. Nous pouvons aussi inférer de cette disposition des valvules, que chaque rétrécissement qu'on voit à l'extérieur d'un lymphatique ne correspond pas à la présence de deux valvules, puisque le plus souvent les rétrécissements sont très rapprochés. Peut-être sont-ils dus à la forme globulaire du mercure, plutôt qu'à la disposition et à la structure des vaisseaux. En cherchant à séparer ces valvules du reste du vaisseau, on voit qu'elles se continuent avec la membrane interne, dont elles ne sont que des replis permanents, disposés comme une sorte de draperie soulevée et retenue dans deux points de la circonférence du vaisseau, et abandonnée à elle-même dans le reste du contour de ce canal.

Chaque valvule est formée par l'adossement de deux feuillets de la membrane interne, et ces replis ne sont pas circulaires ou en anneau, comme il le faudrait si l'opinion émise par un physiologiste moderne était déduite de l'observation. Il en est de même des fibres sous-jacentes à ces replis valvulaires : ni la loupe, ni le microscope, n'ont pu nous faire apercevoir les faisceaux de fibres si artistement représentés sur les planches de Mascagni. Il n'existe, en effet, aucun sphincter, aucun plan de fibres circulaires disposées de distance en distance, pour faire contracter les vaisseaux lymphatiques et pour les fermer comme une bourse. Si l'on tiraille par ses deux extrémités une portion de vaisseau lymphatique de plusieurs pouces d'étendue, on peut bien faire disparaître les bosselures ou les nodosités de la surface, mais jamais l'on ne peut détruire les valvules, parce que ce sont des choses tout-à-fait différentes les unes des autres. Nous n'avons pu parvenir à reconnaître rien de semblable à ce qu'on a dit récemment sur l'existence de fibres longitudinales, dont les deux bouts seraient attachés aux fibres transversales constituant des sphincters et produisant des rétrécissements d'espace en espace. Nous avons aussi exprimé comment la marche rétrograde du mercure pouvait s'opérer dans les vaisseaux lymphatiques d'un certain calibre. Jamais cette rétrogradation ne peut s'étendre plus loin que l'espace limité par deux paires de valvules. Cependant, si dans cet intervalle il existe des branches latérales, alors le liquide passe dans les vaisseaux voisins ; mais, là encore, il s'arrête dès qu'il rencontre des valvules.

Toutefois, nous avons vu que sur les réseaux les plus fins les choses arrivaient un peu différemment : tantôt le mercure ne peut être chassé que dans des limites fort restreintes, et tantôt il peut parcourir, en divers sens, un espace assez considérable. Ici, sans doute, les valvules ont une disposition différente de celle que nous avons observée sur des vaisseaux d'un plus gros diamètre, ou bien les valvules sont plus rares, ou elles sont moins complètes. Les personnes qui ne croient pas à l'existence des valvules, et qui les remplacent par des fibres circulaires, sortes de sphincters qui par un mouvement péristaltique ou antipéristaltique font cheminer les fluides dans des sens opposés, ne disent pas sur quels animaux elles ont entrepris leurs recherches et quel calibre avaient les vaisseaux sur lesquels elles ont fait leurs observations et leurs expériences. Pressés par les circonstances, nous nous sommes bornés à vérifier leurs assertions sur les lymphatiques du corps humain, et les résultats obtenus par nous sont contraires aux prétentions de ces personnes. Cependant nous avons déjà indiqué que dans les réseaux les plus déliés des vaisseaux lymphatiques cutanés, on peut parfois imprimer au mercure des directions variées. M. Fohmann explique ce fait par l'absence de toute valvule ou de valvules complètes dans les réseaux de la peau. Nous pensons seulement que les valvules étant placées à des distances inégales entre elles ou plus moins rapprochées suivant les parties, on peut dans certains cas imprimer en apparence au mercure une marche rétrograde dans une certaine étendue, laquelle est toujours fort limitée.

Les valvules sont très près les unes des autres dans les vaisseaux lymphatiques des tuniques intestinales. Elles le sont moins dans ceux du mésentère et moins encore si on les examine sur les vaisseaux des membres pelviens. On sait aussi que sur plusieurs animaux les vaisseaux lymphatiques sont dépourvus de valvules. C'est ce que M. Fohmann (1) a reconnu sur les vaisseaux des intestins grêles du lion et de plusieurs carnivores. Dans les

(1) *Anatomische Untersuchungen* über die Verbindung der Saugadern mit den Venen; Heidelberg, p. 51.

tortues (1) et les poissons (2), ces valvules manquent entièrement, ou sont très faibles. Haller (3) put injecter les vaisseaux lymphatiques du poumon par la partie supérieure du canal thoracique, et Marchetti insuffla tous les vaisseaux lymphatiques d'un animal par le receptacle du chyle (4). Il n'est pas très rare de rencontrer dans les troncs lymphatiques des valvules comme annulaires, formées par la réunion de deux valvules qui, ayant moins de hauteur qu'à l'ordinaire, ne ferment pas totalement la lumière du canal (5). Cette disposition anormale paraît se rapprocher un peu de celle que nous avons attaquée, laquelle est relative à l'absence des valvules, et cependant elle en diffère essentiellement, car elle n'est qu'un développement incomplet, un état irrégulier. Enfin la seule inspection de la direction des valvules prouve qu'elles servent à empêcher la rétrogradation vers les branches des fluides contenus dans les vaisseaux lymphatiques, comme le veut Darwin.

(1) Panizza, *Sopra il sistema linfatico dei rettili*; Pavia, 1833. — (2) W. Hewson, *An account of the lymph. syst. in amphibious animals; phloisoph. Trans.*; 1769.

(3) Haller, Wille-Hunter, etc.

(4) Cruikshank, *Anat. des vaiss. absorb.*, trad. de l'anglais par Petit-Radel; Paris, 1787.

(5) *Nouvelles recherches sur la structure de la peau*, par G. Breschet et Roussel de Vauzème; Paris, 1835.

Ayant engagé notre ami M. le professeur Lauth à faire sur ce point de la structure du système lymphatique de nouvelles recherches pour confirmer ou infirmer les nôtres, il a répondu à notre appel, et nous avons depuis long-temps reçu de lui un travail que nous avons présenté à l'Académie des Sciences et dont nous allons rapporter les principales circonstances.

La lecture de notre travail sur la structure de la peau ayant appris à M. Lauth qu'on avait nié tout récemment l'existence des replis valvulaires dans l'intérieur des vaisseaux lymphatiques, il entreprit des recherches à ce sujet, dont depuis 1824 il ne s'était plus occupé. Trouvant que nous avions complètement réfuté les assertions du médecin italien, il était disposé à considérer son travail comme inutile; mais il avait rencontré dans la structure des valvules une particularité qui paraît avoir échappé jusqu'ici aux investigations des anatomistes, et il nous adressa un court exposé de ses dernières investigations.

Nous avons, dit-il, commencé à rechercher les valvules dans l'intérieur du canal thoracique; on sait que ce vaisseau offre une foule de variétés quant au nombre des replis valvulaires qui en garnissent l'intérieur. Dans celui que nous avons examiné, les valvules étaient beaucoup plus nombreuses à la partie inférieure et dans le réservoir du chyle que dans la partie supérieure du vaisseau;

la partie moyenne en était presque entièrement dégarnie. Nous parlons ici du réservoir du chyle, parce que, contrairement à l'assertion de Portal, le canal thoracique est évidemment plus gros vers son extrémité inférieure, dans l'étendue d'un pouce à dix-huit lignes; quelquefois même, et nous en avons conservé un exemple, ce canal forme dans ce point une dilatation arrondie et plus circonscrite, du volume d'une grosse aveline. L'existence du réservoir du chyle, chez l'homme, ne saurait donc être sérieusement controversée, bien que la dilatation y soit moins considérable que chez beaucoup d'animaux, et l'on ne supposera pas, je pense, que nous avons pris un paquet de vaisseaux lymphatiques réunis par du tissu cellulaire, pour une dilatation du canal thoracique lui-même, comme Portal semble vouloir le reprocher à ceux qui admettent l'existence de ce réservoir.

En général nous avons remarqué que le canal thoracique non distendu de mercure est légèrement renflé aux endroits qui correspondent aux valvules (pl. 1, fig. 2 *b*), tandis que le réservoir du chyle présente dans ces points de légers étranglements (pl. 1, fig. 2 *a*). Le canal thoracique ayant été fendu dans toute sa longueur, nous l'avons examiné sous l'eau, par un jour bien serein, et en le faisant flotter sous le liquide ; nous avons parfaitement vu les valvules telles que nous les avions autrefois observées. Les replis ne disparaissent en aucune façon si l'on tire le canal suivant sa longueur, preuve que ce sont bien des replis permanents.

Les valvules, surtout vers leurs bords libres, sont extrêmement minces, en sorte que nous concevons fort bien que, vu leur transparence, elles auront pu échapper à un observateur qui, à ce qu'il assure, a été obligé de recourir au microscope, pour n'avoir pas pu apercevoir à l'œil nu des objets qui ont environ deux lignes de diamètre dans un sens et une ligne dans l'autre sens. Mais, dans ce cas spécial, le microscope pas plus que la loupe ne nous ont paru d'une grande utilité; du moins avons-nous moins bien vu, sous la lentille composée, des valvules que nous apercevions distinctement à l'œil nu; cependant nous avons toujours eu soin de faire flotter le repli sous l'eau, mais, naturellement, toutes les parties de l'objet ne pouvaient pas être à la fois au foyer de l'instrument.

Passant à des lymphatiques d'un moindre volume, nous avons encore aperçu distinctement des valvules dans des vaisseaux de trois quarts de ligne environ, toujours en nous servant du procédé indiqué ci-dessus. Dans les cas où nous n'avons pu apercevoir les replis de prime abord, nous les rendions très distincts en glissant légèrement le bout arrondi d'une petite soie de porc le long de la face interne du vaisseau ouvert dans la direction opposée au cours de la lymphe. Le bout de la soie était arrêté par la petite poche que forme la valvule, et il était alors facile de soulever cette dernière, de manière à la rendre visible; seulement la ténuité du repli avait augmenté en raison inverse du calibre du vaisseau. En promenant la soie dans une direction opposée, elle n'était jamais arrêtée par des replis, preuve que nous n'avions pas seulement déprimé le vaisseau avec le bout de la soie, de manière à simuler des plis qui n'existaient pas auparavant; d'ailleurs, les vaisseaux que nous examinions étaient fortement tendus en long au moyen d'épingles fixées sur une plaque de liége.

Nous avouons que nous n'avons pas pu réussir à voir des valvules dans des vaisseaux lymphatiques d'un calibre inférieur à trois quarts de ligne, en employant le procédé direct indiqué en premier lieu; cela se conçoit aisément, parce que la ténuité toujours croissante des valvules les empêche alors d'être vues quand elles sont placées dans ces conditions; car nous nous sommes assuré plus tard que ce n'est pas la petitesse, mais la transparence des replis qui ne permet pas de les voir quand on les fait flotter sous l'eau.

Il nous a donc fallu employer des procédés différents pour mettre les valvules en évidence dans des vaisseaux de petit calibre. Et d'abord on aperçoit distinctement les points d'insertion des valvules sur de petits vaisseaux entiers tendus sous l'eau suivant leur longueur. La fig. 1re, pl. I, représente un vaisseau grossi, sur lequel on remarque l'implantation des valvules sous différents aspects.

a est une valvule vue de face, l'autre valvule ne pouvant pas par conséquent être aperçue.

b une valvule vue aux trois quarts, avec le quart de la deuxième valvule.

c la moitié de la surface d'implantation des deux valvules vues de profil.

Si donc nous apercevons les valvules elles-mêmes sur les vaisseaux d'un certain calibre que l'on fend suivant leur longueur, si le mercure ne peut pas rétrograder dans des vaisseaux d'un calibre moindre, et si l'on aperçoit sur ces vaisseaux d'espace en espace des renflements sur lesquels se dessinent des lignes blanchâtres qui simulent le dôme d'implantation des valvules que l'on aperçoit dans des vaisseaux plus gros, il n'est pas déraisonnable d'admettre que ces replis existent également dans des vaisseaux d'un petit calibre, dans ceux du moins qui s'opposent au reflux du mercure.

Afin de constater toutefois ces valvules autrement que par voie d'induction, nous avons ouvert plusieurs vaisseaux lymphatiques injectés de mercure, fortement tendus sur une planchette, et desséchés dans cette position. Ces vaisseaux variaient en diamètre depuis un tiers de ligne jusqu'à une demi-ligne.

L'incision longitudinale ayant été pratiquée, nous

avons fait couler le mercure en frappant de petits coups sur la table avec l'extrémité de la planchette qui correspondait à la partie inférieure des vaisseaux lymphatiques. Le métal s'échappa facilement, à l'exception d'un globule qui resta niché dans chacune des petites poches que forment les valvules. Ces globules, disposés deux à deux, à des distances variées, indiquaient donc les endroits qu'occupaient les valvules, et celles-ci correspondaient exactement aux nœuds que l'on apercevait en dehors. En examinant enfin l'intérieur des vaisseaux ouverts, les valvules paraboliques étaient parfaitement visibles à l'œil nu.

Nous avons toujours rencontré les valvules des vaisseaux lymphatiques disposées par paires selon la partie du vaisseau sur laquelle l'instrument a porté. Quand on le fend suivant sa longueur, on trouve deux valvules entières (pl. I, fig. 2, *b*), ou une valvule entière et de chaque côté la moitié d'une valvule (pl. I, fig. 2, *a*), ce qui, par conséquent, est directement contraire à l'assertion du physiologiste dont nous combattons l'opinion.

Selon le calibre des vaisseaux, la forme des valvules nous a semblé être un peu différente. Nous les avons trouvées assez basses dans des lymphatiques de petit et de moyen calibre, comme le font voir les dessins de notre Mémoire sur la structure de la peau. Dans le canal thoracique, au contraire, les replis ont proportionnellement plus de hauteur, de manière à se rapprocher davantage de la forme des valvules que l'on observe dans la plupart des voies de la circulation sanguine.

Nous avons en outre remarqué que les valvules se composent de deux parties (fig. 3, *a b*), d'une portion adhérente, épaisse, blanche, et d'une portion libre, excessivement mince, transparente et presque entièrement incolore. Cette dernière portion forme la majeure partie de la valvule; toute mince qu'elle est, l'analogie doit nous faire admettre qu'elle est formée par un pli de la membrane interne, et que, par conséquent, elle se compose de deux lames appliquées l'une contre l'autre. Ce n'est pas que l'on doive en conclure que la membrane interne des lymphatiques n'a que la moitié de l'épaisseur des replis valvulaires; bien au contraire, elle est en général plus épaisse que la portion libre du repli prise en entier.

La membrane interne des vaisseaux lymphatiques a donc subi une modification particulière, quand elle est venue former ses plicatures, tout comme les lames dont se compose le grand épiploon, prises quatre ensemble, sont dans plusieurs points plus minces que ne l'est la lame unique du péritoine, telle qu'on l'observe dans la plupart des autres points; quelquefois même les valvules des vaisseaux lymphatiques ne se composent plus que d'une toile, d'un réseau de filaments excessivement ténus, laissant par conséquent de petites ouvertures dans leurs interstices, à peu près comme on l'observe souvent à la grande valvule d'Eustachio ou au grand épiploon. Souvent nous avons trouvé des brides tendues dans l'intérieur des vaisseaux lymphatiques, vers le point du vaisseau qui correspond au bord libre d'une valvule; nous pensons que ces brides sont des portions détachées d'une valvule.

Il se pourrait bien que les vaisseaux lymphatiques dans lesquels on a jusqu'à présent admis des valvules qui ne seraient pas assez hautes pour s'opposer à la marche rétrograde du mercure, eussent des valvules de forme normale, mais dont la portion libre serait assez mince pour se déchirer lorsque l'impulsion rétrograde devient trop forte. Car on voit dans ces vaisseaux le métal s'arrêter d'abord à chaque valvule, puis la forcer subitement, s'arrêter à une seconde, et ainsi de suite, jusqu'à ce que toute la ramification se soit remplie; et, une valvule étant une fois forcée, elle cesse à tout jamais de faire obstacle à la marche rétrograde du mercure. Au reste, la déchirure des valvules est une supposition que nous ne donnons que pour ce qu'elle vaut.

La base des valvules, que nous avons vu être plus épaisse, se continue assez brusquement avec la portion amincie. Nous nous sommes positivement assuré que cette partie plus épaisse est due à un prolongement que la tunique externe des lymphatiques envoie vers l'intérieur dans l'interstice des feuillets formés par la plicature de la membrane interne. Il est facile de le savoir d'une manière certaine, le scalpel à la main, en séparant de l'extérieur vers l'intérieur les lames qui constituent les valvules, en un mot, en les déplissant par leur base. La figure (3 *b* pl. I) donne un aperçu de cette disposition, en représentant la coupe profilée d'un vaisseau, dans le point où se trouve une valvule. Contrairement à l'assertion de quelques anatomistes, nous avons trouvé des valvules à l'endroit où une branche s'unit à un tronc lymphatique. Nous ne saurions mieux comparer la forme de ces replis qu'à celle de la valvule iléo-cœcale, qui, certes, a toujours été considérée comme une valvule. Quelquefois cependant ils étaient trop courts pour défendre entièrement l'entrée du vaisseau ; mais ce cas est exceptionnel. Il est facile d'apercevoir ces replis valvulaires à l'endroit où les gros vaisseaux lymphatiques viennent s'aboucher dans le réservoir du chyle, ou bien encore dans les plexus lymphatiques de la région lombaire ou pelvienne. Il suffit d'inciser sous l'eau le tronc dans lequel la branche vient s'ouvrir, et, si l'on veut plus tard, la branche elle-même.

Les tuniques des vaisseaux lymphatiques sont un peu plus épaisses dans les points où les valvules sont implantées. Nous avons distingué sur ces points des fibres transversales dans la tunique externe ; mais elles y étaient entremêlées d'autres fibres.

Dans l'intervalle des valvules, la tunique externe des vaisseaux lymphatiques est formée de fibres peu distinctes et dont la direction n'a absolument rien de constant. Du reste, ces fibres ne sont pas musculaires; cela suffit pour répondre à plusieurs des assertions de notre adversaire, et pour réduire à leur juste valeur les explications qu'il en a déduites sous le rapport de la physiologie.

Quant au mouvement rétrograde que Darwin admettait dans les vaisseaux lymphatiques, et que notre physiologiste invoque en faveur de son opinion, ce n'est pas la seule rêverie qui dépare l'ouvrage du physiologiste anglais, et, quoi qu'on en dise, nous ne saurions citer un seul anatomiste pourvu de connaissances solides qui ait adopté ce paradoxe. Au reste, comme il y a maintenant quinze ans que MM. Tiedemann et Gmelin ont fait justice de l'erreur de Darwin par une série d'expériences spéciales, on a lieu d'être étonné de voir de nouveau reproduire une opinion qui n'appartenait plus qu'à l'histoire des erreurs de l'esprit humain.

§ V. Ganglions du système lymphatique.

On rencontre, sur le trajet des vaisseaux lymphatiques des animaux vertébrés supérieurs, des corps ovoïdes ou globuleux, que Sylvius appelle *glandes conglobées*(1), Chaussier(2) *ganglions lymphatiques*, et qu'Hippocrate confondait avec les glandes (3).

Le volume de ces ganglions lymphatiques est très variable; on en trouve depuis la grosseur d'un grain de millet, d'une lentille ou d'un pois, jusqu'à celle d'un petit œuf de pigeon. Les plus gros se voient dans la duplicature du mésentère, près de sa racine, sur les bronches, au pli de l'aine et sur les vaisseaux iliaques. Les plus petits se rencontrent dans le conduit carotidien, sur les vaisseaux lymphatiques profonds des membres, dans les épiploons. Ils sont plus mous et plus volumineux chez les enfants et les jeunes sujets que chez les adultes, et semblent diminuer en nombre et disparaître chez les vieillards (4). Suivant M. Lauth(5), la disparition des ganglions lymphatiques chez les vieillards n'a rien d'étonnant, parce qu'il croit, avec plusieurs anatomistes célèbres, que ces corps n'étant que des vaisseaux lymphatiques pelotonnés, il survient ce qu'on observe sur beaucoup de vaisseaux capillaires sanguins, chez les vieillards, c'est-à-dire une oblitération successive des vaisseaux, en sorte que la circulation sanguine devient de moins en moins active, et que l'atrophie se ma-

(1) *Disput. de glandulis in genere*, etc.

(2) *Table synoptique des vaisseaux lymphatiques.*

(3) *De glandulis.*

(4) *Essai sur les vaisseaux lymphatiques*; Strasbourg, 1824. — Bichat, *Anat. génér.*, t. 2, p. 467, édit. de M. Blandin; Paris, 1831.

(5) Lauth, 1 *Loc. cit.*

nifeste. Parfois, une continuité directe se conserve entre les vaisseaux afférents et efférents; alors la forme ganglionaire ou le pelotonnement seul des vaisseaux disparaît (1).

Le plus grand nombre des ganglions lymphatiques sont situés au cou, dans la cavité de la poitrine, le long des bronches, vers leurs bifurcations, dans l'abdomen, le bassin, et sur les parties latérales de la colonne vertébrale, vers les replis des membranes séreuses contenant des organes. On n'en signale qu'un petit nombre au crâne; mais on en observe plusieurs sous la mâchoire inférieure, vers la région parotidienne, autour de la bouche. Aux membres, ils existent près des articulations, au coude, au genou, mais surtout à l'aine et à l'aisselle, où ils forment deux plans, l'un superficiel et l'autre profond.

Leur présence n'a été reconnue d'une manière constante nulle part dans l'intérieur des organes. Cependant, les altérations pathologiques des tissus semblent quelquefois en faire paraître et en développer où l'on n'en soupçonnait pas. Ainsi, dans le foie, la rate, le cerveau, on a décrit des ganglions lymphatiques frappés de maladie. Un examen attentif de ces prétendus ganglions compris dans des masses morbides a fait reconnaître à J.-F. Meckel que l'on prenait souvent pour des ganglions

(1) Meckel, *Manuel d'anatomie.*

lymphatiques des altérations organiques entièrement étrangères au système lymphatique.

J.-F. Meckel établit comme principe que les ganglions deviennent de plus en plus nombreux, à mesure qu'on se rapproche davantage du tronc; qu'ils sont distincts et séparés du propre tissu des organes; que leur nombre est en raison directe de l'abondance du tissu cellulaire, et qu'on en remarque aussi beaucoup autour des viscères qui sont en rapport avec les corps venant du dehors. Ainsi, les appareils digestif et respiratoire présentent à la circonférence extérieure de leurs conduits des ganglions très multipliés.

Ils sont isolés à l'extrémité des membres, et deviennent plus ou moins nombreux à mesure qu'on se rapproche du tronc et qu'on pénètre dans ses cavités. Chez beaucoup de mammifères, ils sont, dans le mésentère, confluents, groupés, et constituent alors ce qu'on nomme le pancréas d'Aselli.

Leur couleur paraît offrir presque autant de variétés que leur volume. Ceux des membres sont rougeâtres; ceux que forment les vaisseaux lactés sont blancs pendant la digestion, puis d'une teinte rose-pâle. Aux poumons, entre les bronches et les plèvres pulmonaires, ils paraissent gris ou noirs, chez les adultes et les vieillards. Au foie, ils sont plus ou moins jaunes, et vers la rate bruns. Sœmmering assure avoir trouvé, sur un nègre, les ganglions lymphatiques d'une teinte noirâtre.

Le sexe ne semble pas avoir une influence bien marquée sur leur degré de développement, puisque Hewson dit qu'ils sont plus gros chez la femme, tandis qu'au contraire Bichat les croit plus volumineux chez l'homme.

Dépourvus de membrane propre, les ganglions lymphatiques nous ont toujours paru n'avoir d'autre enveloppe qu'un tissu cellulaire plus ou moins dense, et parfois d'aspect fibreux, qui les isole des parties environnantes, et leur permet de se mouvoir, de se déplacer, caractère auquel on distingue en eux l'état sain de l'état morbide. M. Lauth dit avec raison que l'injection fait cesser cette apparence (1), que nous attribuons bien plutôt aux lames albuginées du tissu cellulaire qu'aux vaisseaux lymphatiques eux-mêmes, dont plusieurs anatomistes modernes la font dépendre. Nous admettons bien moins encore sur les ganglions la présence de fibres musculaires, quoique Malpighi prétende que ces fibres existent, et nous appuyons notre refus de l'autorité de Haller et de l'examen anatomique des organes.

Les vaisseaux sanguins artériels et veineux sont en grand nombre dans les ganglions lymphatiques. Si, après avoir distendu ceux-ci avec du mercure,

(1) *Loc. cit.*, p. 26.

on injecte les artères avec de la gélatine colorée, de l'essence de térébenthine, ou du vernis à l'alcool, colorés par du vermillon, on distingue des réseaux multipliés, dont chaque vaisseau suit les plus petites mailles des lymphatiques.

Nous avons aussi plusieurs fois suivi des nerfs jusque dans les ganglions; mais s'y terminent-ils, ou ne font-ils que les traverser? Nous ne saurions décider la question, et plusieurs anatomistes modernes partagent la même incertitude. Nous pensons que les rameaux nerveux, lors même qu'ils ne paraîtraient que passer à travers ces organes, doivent y laisser des ramuscules; mais c'est de notre part une simple présomption.

Wrisberg, Hewson, Werner, Feller et Fischer, comptent les nerfs au nombre des éléments constitutifs des ganglions lymphatiques; Schreger les a trouvés dans les ganglions du chien; Walter, Mascagni, Schmidt les rejettent; Sœmmering et Bichat n'ont pu en constater la présence. Enfin, suivant J.-Fr. Meckel, les ganglions reçoivent des nerfs, mais d'une ténuité extrême.

A quelques lignes de distance de la surface extérieure et inférieure de la glande, dans le point opposé au canal thoracique, on distingue un ou plusieurs vaisseaux lymphatiques, de volume divers. Ils se divisent en branches avant de pénétrer dans le ganglion avec les vaisseaux sanguins (1). Vers le

(1) Meckel, *Manuel d'anatomie.*

point opposé du même ganglion, des branches se réunissent en un petit nombre de troncs, qui se dirigent du côté du canal thoracique. Ces derniers vaisseaux sont considérés par J.-Fr. Meckel comme des espèces de canaux excréteurs (1).

Les ganglions lymphatiques possèdent-ils d'autres éléments constitutifs que ceux que nous venons d'indiquer? L'histoire de la science nous apprend que Malpighi, Mylius, Cruikshank, Werner, Feller, etc., ont admis des follicules particuliers, formant des cellules arrondies, à parois molles, et desquelles surgissent des vaisseaux lymphatiques, tandis que les vaisseaux sanguins s'y distribuent. Ces auteurs ne sont point d'accord entre eux relativement à la forme, au nombre et à la capacité des cellules. Feller et Werner (2) assurent qu'il n'y en a qu'une seule dans les plus gros ganglions du canal intestinal d'où sortent les vaisseaux lymphatiques efférents, tandis que, sur les ganglions des autres parties du corps, on en rencontre plusieurs. Dans les solipèdes, ces lacunes sont plus prononcées et plus distinctes que chez l'homme. Bichat compare la substance des glandes lymphatiques à la pulpe des ganglions nerveux; mais nous n'apercevons aucune similitude entre ces deux genres d'organes.

D'après Albinus, Ruysch, Gmelin, Hewson, Haase,

(1) *Loc. cit.*
(2) *Loc. cit.*

Meckel, Mascagni, etc., les ganglions lymphatiques résulteraient du pelotonnement des vaisseaux. Hewson admet cependant, outre l'entortillement des vaisseaux lymphatiques formant des plexus ou ganglions vasculaires, de petites cellules apercevables au microscope, d'où sortent de nouveaux canaux destinés à contenir la lymphe, et desquelles il découle, même à l'œil nu, un fluide particulier lorsqu'on comprime ces corps glanduliformes. J.-Fr. Meckel (1) demande si ces espaces sont de véritables cellules, ou s'ils ne résultent pas de vaisseaux lymphatiques divisés. Il croit, avec Mascagni, que les vésicules d'une certaine étendue sont elles-mêmes de simples dilatations locales des vaisseaux de la lymphe, se continuant sans interruption avec les conduits afférents et efférents.

Les anatomistes modernes regardent aussi les ganglions comme des plexus de vaisseaux lymphatiques. Voici comment s'exprime M. Lauth : Lorsque les vaisseaux lymphatiques des membres sont arrivés dans le pli des grandes articulations, et que ceux des cavités splanchniques ont quitté leurs viscères, ils se divisent subitement, à la manière des artères, en rameaux d'une petitesse extrême, qui communiquent les uns avec les autres, et se réunissent enfin de nouveau à des veines, en un

(1) *Manuel d'anatomie.*

ou plusieurs troncs. Tous ces vaisseaux sont unis entre eux, dans l'homme et les quadrupèdes, par du tissu cellulaire fin et serré, de manière à former un peloton représentant un corps assez résistant (1).

D'après l'examen des ganglions lymphatiques inguinaux fait sur des vaches pendant la lactation, Béclard croyait ces corps formés uniquement par des *vaisseaux*, mais avec une disposition érectile plus ou moins marquée (2).

La manière dont s'exprime Bichat porterait à penser qu'il admet une substance particulière et propre aux ganglions, dans laquelle les vaisseaux lymphatiques viennent se ramifier, pour en sortir ensuite par plusieurs branches auxquelles donnent naissance une infinité de petits rameaux (3). Ce physiologiste célèbre place dans les ganglions deux systèmes capillaires lymphatiques différents; l'un appartient aux vaisseaux afférents et l'autre aux vaisseaux efférents, lesquels s'anastomosent entre eux. Bichat a encore écrit ici bien plus sous la dictée de son imagination que sous celle de l'expérience et de l'observation. Il n'y a point dans les ganglions deux ordres de vaisseaux, car les *efférents* sont la continuation des *afférents*.

(1) *Loc. cit.*, p. 25.
(2) *Anatomie générale*, p. 415; Paris, 1823.
(3) *Anatomie générale*, t. II, p. 472; Paris, 1831.

Un ouvrage moderne sur la physiologie, celui de M. Burdach (1), présente les ganglions lymphatiques comme formés d'une enveloppe celluleuse assez ferme. Les vaisseaux lymphatiques, à leur entrée dans ces glandes, s'y divisent, dit l'auteur, en une foule de rameaux, qui s'entortillent entre eux et s'entrecroisent avec des ramuscules sanguins. Ces vaisseaux se réunissent ensuite et sortent par le côté opposé de la glande. C'est leur entortillement qui fait que, quand on coupe un ganglion, l'on croit apercevoir des cellules.

M. le professeur Cruveilhier n'exprime pas, dans son ouvrage d'anatomie (2), d'opinion sur la structure des ganglions, dans lesquels il voit des espèces de confluents où se portent un certain nombre de vaisseaux, et où ils se perdent en quelque sorte pour se reconstituer ensuite. Il ajoute que, dans ces corps glanduliformes, s'opèrent les anastomoses les plus multipliées des vaisseaux lymphatiques.

M. Magendie a appelé l'attention des physiologistes sur un fluide particulier contenu dans les glandes lymphatiques, et qu'il désigne sous le nom de *fluide propre aux glandes mésentériques*. Déjà Malpighi, Warthon, Nuck, Morgagni et Haller avaient parlé de ce fluide. Suivant Bichat, il est

(1) *Die Physiologie als Erfahrungswissenschaft*, Fünfter Band; Leipzig, 1835.

(2) *Anat. descript.*, t. 3, p. 352; Paris, 1834.

d'une nature toute particulière, et ne peut être comparé qu'à celui de la thyroïde ou du thymus, lequel, comme ici, est extravasé, c'est-à-dire contenu dans les intervalles des lobules de l'organe. Ses usages sont complètement ignorés (1). La structure des ganglions lymphatiques du mésentère est, suivant M. Magendie, fort peu connue; beaucoup de vaisseaux sanguins les pénètrent, leur sensibilité est assez vive, leur parenchyme d'une teinte rose pâle, leur consistance faible. On en extrait, en les comprimant entre les doigts, un fluide transparent, inodore, qui n'a jamais été examiné chimiquement, et qui est surtout abondant au centre de ces corps. M. Magendie en a vu une quantité remarquable dans les cadavres de suppliciés (2). »

Suivant ce physiologiste célèbre, les vaisseaux sanguins et chylifères s'anastomosent ensemble dans leurs glandes, et s'y réduisent en canaux d'une extrême ténuité, communiquant entre eux sans qu'on sache avec exactitude comment ils y sont disposés.

M. Lauth dit que le fluide des glandes mésentériques est contenu dans les vaisseaux de l'organe, et non dans le tissu cellulaire. Il en a trouvé un semblable dans tous les ganglions. Le fait est vrai, mais nous pouvons affirmer que le liquide est en plus

(1) *Anatomie générale*, t. 2, p. 471, édit. de M. Blandin; Paris, 1831.

(2) *Précis élémentaire de physiologie*, p. 176, 3e édit.; Paris, 1833.

grande quantité dans les glandes mésentériques. Sur quelques ganglions, la disposition plexiforme des vaisseaux lymphatiques est plus distincte que sur d'autres, et l'on voit si clairement le pelotonnement des vaisseaux, qu'on croirait l'organe formé exclusivement par eux et par du tissu cellulaire. C'est ce que nous avons plusieurs fois remarqué, et c'est ce qu'avant nous Sœmmering et M. Lauth avaient observé. On conserve, dans le musée de Strasbourg, une préparation qui prouve bien que les glandes lymphatiques ne sont que des plexus réunis par du tissu cellulaire: c'est une glande parfaitement remplie de mercure et qui, avant l'injection, n'avait aucun aspect glanduleux; il n'y paraissait que quelques troncs lymphatiques longeant les vaisseaux iliaques. Le mercure les ayant pénétrés, on vit un réseau de vaisseaux lymphatiques de différentes grandeurs, repliés les uns sur les autres (1).

L'apparence celluleuse des ganglions ne doit pas, selon M. Lauth, faire croire à l'existence de cavités; elle résulte de la dilatation des vaisseaux lymphatiques, en forme de chapelet, comme on le voit, sur les veines du pénis, ainsi que Béclard en a fait la remarque.

Nos propres recherches nous portent à ne point admettre, dans la structure des ganglions, des ca-

(1) *Libr. cit.*, p. 28.

vités distinctes de celles des vaisseaux eux-mêmes. L'existence de cellules supposerait la nécessité de leur communication avec les vaisseaux, et conséquemment le dépôt de la lymphe ou du chyle dans ces espèces de réservoirs. Dès lors, il faudrait aussi, pour que les liquides pussent être repris, que de nouveaux vaisseaux naquissent des ganglions, afin de les porter dans le canal thoracique. S'il en était ainsi, les injections au mercure devraient constamment produire l'épanchement du métal dans les cavités des glandes, dont la distension serait une grande difficulté au passage du mercure dans les vaisseaux efférents et le canal thoracique.

Si l'on pouvait rigoureusement démontrer que les cellules des ganglions sont situées en dehors des vaisseaux lymphatiques, elles donneraient l'explication du passage du mercure des vaisseaux afférents dans les veines parallèles aux vaisseaux efférents, et dès lors on ne pourrait plus croire à une rupture dans le tissu du ganglion, comme on l'avait dit à l'occasion des observations de Meckel l'ancien, lorsqu'il fit connaître ce passage du tissu des ganglions dans les veines situées au-dessus d'eux et communiquant avec eux (1).

De nouvelles lumières étant nécessaires sur ce

(1) Joannis Friderici Meckel, *Nova experimenta et observationes de finibus venarum ac vasor. lymphat. in ductus visceraque excretoria corporis humani ejusdemque structuræ utilitate*; Berlin, 1772.

point d'anatomie de structure, nous devons nous abstenir de porter un jugement. Il est d'autant plus convenable de rester dans le doute, que MM. Magendie et Cruveilhier se sont abstenus de se prononcer positivement sur ce point encore obscur et litigieux.

§ VI. Terminaisons du système lymphatique.

Chez l'homme, les vaisseaux lymphatiques versent directement leur contenu dans le système veineux par plusieurs troncs principaux.

1° Le *canal thoracique* est le plus considérable et le plus constant de tous.

La partie inférieure de ce canal, que Pecquet découvrit, en 1651, sur un chien, et à laquelle il donna le nom d'*ampullascens alveus*, est assez généralement connue sous celui de *réservoir* ou *citerne de Pecquet*, parce qu'elle offre quelquefois une sorte de dilatation, qui cependant est presque toujours fort peu sensible, et dont l'existence apparente tient, dans la plupart des cas, à la manière dont les vaisseaux lactés se comportent en arrivant au canal thoracique; ils se contournent effectivement sur lui, et sont enveloppés par une gaîne celluleuse commune, qu'il suffit d'enlever pour voir en général disparaître la prétendue citerne.

Quoi qu'il en soit, cette partie inférieure, le plus ordinairement formée de trois troncs parallèles, et quelquefois de cinq ou six, suivant M. le professeur Cruveilhier (1), est située à la région postérieure et moyenne de l'abdomen, derrière l'artère rénale droite, entre l'aorte et le pilier droit du diaphragme : elle s'étend de la première, seconde ou troisième vertèbre lombaire à la dernière dorsale; les vaisseaux chylifères et les autres lymphatiques du bas-ventre y aboutissent.

Le canal thoracique proprement dit commence à la hauteur du diaphragme; il traverse l'ouverture aortique de ce muscle, au côté droit de l'aorte, pénètre dans la cavité pectorale, s'y loge derrière le feuillet droit du médiastin postérieur, et monte au-devant des vertèbres dorsales, un peu plus à droite qu'à gauche, entre l'aorte, qui est à gauche, et la veine azygos, qui est à droite, auxquelles il reste presque toujours parallèle. Parvenu à la sixième vertèbre dorsale, ou un peu plus haut, vers la quatrième ou la cinquième, il s'incline à gauche, en continuant son trajet ascendant, et se glisse derrière l'œsophage et l'aorte, continue à monter derrière la crosse, vient correspondre au côté gauche de l'œsophage, longe l'artère sous-clavière correspondante, jusqu'à la septième vertèbre cervicale, passe derrière la veine jugulaire gauche, décrit une petite courbure d'arrière en avant et de haut en bas, sort de la poi-

(1) *Anat. descript.*, t. 3, p. 363; Paris, 1834.

trine par l'orifice supérieur de cette cavité, et va s'ouvrir dans la veine sous-clavière, à l'angle de réunion de ce tronc vasculaire avec la jugulaire interne; parfois il aboutit à la veine jugulaire interne du même côté, et très rarement à la veine sous-clavière droite, ordinairement par un seul tronc, et quelquefois par plusieurs branches. Son entrée est constamment garnie de valvules, et son diamètre ne dépasse guère une ligne chez l'adulte (1). La direction de ce canal n'est pas rectiligne, mais plus ou moins flexueuse.

Dans son trajet, il reçoit les vaisseaux lymphatiques de la poitrine, et une partie de ceux du cou.

Il est assez peu commun de le trouver parfaitement simple, au moins dans toute son étendue. Chez certains sujets il se partage de distance en distance en deux ou même en trois branches, qui se réunissent de nouveau plus ou moins loin, et lui donnent une apparence réticulée. Plus d'une fois on l'a vu double dans toute son étendue, et

(1) Voy. *Recherches anatomiques, physiologiques et pathologiques sur le système veineux*, etc., par G. Breschet; Paris.

Nous avons représenté sur la 1re et la 2e planches la disposition du canal thoracique et son mode de terminaison.

Meckel a donné de grandes et belles figures sur lesquelles on voit la marche et la terminaison du canal thoracique, et la disposition des valvules dans l'embouchure du canal aux troncs veineux.

Samueli Thomæ Sœmmeringio, etc., *Die septima aprilis decem lustra post gradum doctoris medicinæ et chirurgiæ, rite captum felicissime et in summum scientiæ emolumentum peracti celebranti pia mente gratulatur*, Joannes Frider. Meckelius; Halle, 1828.

alors tantôt les deux troncs aboutissent à la veine sous-clavière gauche, tantôt, comme dans un cas observé par M. Otto, l'un se porte au côté gauche, tandis que l'autre va gagner le côté droit. Il se partage quelquefois, à sa partie supérieure, en deux ou trois branches, dont on a vu l'une seulement s'aboucher avec la veine sous-clavière droite. Toutes ces anomalies, qui sont assez fréquentes, et dont nous parlerons plus longuement dans le chapitre consacré à l'anatomie pathologique, méritent d'être signalées, parce qu'elles rappellent la disposition plexiforme du canal thoracique chez les animaux des classes inférieures, et sa duplicité chez quelques uns d'entre eux. MM. Wutzer et Muller en ont décrit une autre qui consiste dans la présence d'une branche de communication entre le canal thoracique et la veine azygos. Cette dernière anastomose, qu'avait déjà observée Bohl, est d'autant plus remarquable, que, suivant M. Panizza, elle a lieu d'une manière constante et normale dans l'espèce du cochon. Albinus a vu le canal tout entier aboutir à l'azygos.

2° Le *tronc sous-clavier droit.* Produit par les vaisseaux lymphatiques du bras droit et du côté droit de la poitrine, et venant des ganglions de l'aisselle droite, il se jette dans l'angle de jonction de la veine sous-clavière avec la jugulaire interne, rarement dans l'un ou l'autre de ces deux vaisseaux. On ne le rencontre pas toujours, car il arrive quelquefois que les plus gros lymphatiques destinés ordinairement à le produire, se jettent, chacun à part, dans la veine sous-clavière.

3° Le *tronc jugulaire droit.* Tronc commun des lymphatiques de la partie droite du corps, il aboutit à la veine jugulaire interne, le plus souvent dans l'angle de sa jonction avec la jugulaire externe.

Quelquefois ce tronc et le précédent se réunissent ensemble pour n'en former qu'un seul, très court, qui va s'ouvrir dans la veine sous-clavière droite.

4° Le *tronc axillaire gauche.* Ce tronc, fort peu constant, n'est le plus souvent qu'une branche du canal thoracique. Il vient des glandes de l'aisselle gauche, et aboutit à la veine sous-clavière du même côté, non loin de l'abouchement de ce canal.

Plus d'une fois on a soulevé la question de savoir si ces communications étaient les seules qui existassent entre le système lymphatique et le système veineux. Naguère encore elle est devenue l'objet de discussions assez animées.

Qu'il y ait, chez certains animaux, des connexions entre les vaisseaux lymphatiques et divers troncs veineux, c'est ce qu'on ne peut plus révoquer en doute depuis les recherches de MM. Fohmann, Lauth, Panizza et Muller. Effectivement, M Fohmann en a trouvé de nombreuses dans les parois des organes digestifs et du mésentère de divers poissons (1). M. Muller signale celles des lym-

(1) *Das Saugadersystem der Wirbelthiere*; 1827, p. 46.

phatiques de la cuisse avec la veine sciatique dans les grenouilles(1); et M. Fohmann a découvert celles des lymphatiques du membre postérieur et du canal intestinal avec les veines sacrées ou rénales chez les oiseaux (2). Mais les choses ne se passent point de même à l'égard des mammifères et surtout de l'homme.

Trois points se présentent ici à examiner, car le système lymphatique peut avoir des communications, soit avec des troncs veineux d'un certain calibre, soit seulement avec de très petites veines, soit enfin avec les radicules veineuses qui prennent naissance dans les glandes lymphatiques.

A l'égard du premier point, Haller a déjà parlé (3) de plusieurs anatomistes, tels que Stenon, Wepfer, Schmiedel et Kaaw Boerhaave, qui croyaient avoir vu des lymphatiques aboutir à la veine cave, à l'azygos, à la veine hypogastrique, aux veines lombaires. On trouve des faits du même genre dans Hulm (4), Mertrud (5), Thomas, Bartholin (6), Hebenstreit (7), P.-F. Meckel l'ancien (8) et quelques autres au-

(1) *Handbuch der Physiologie*, t. 1, p. 258.
(2) *Loc. cit.*, p. 3.
(3) *De corp. human. fabr.*, t. 1, p. 334.
(4) *Bresl. Samml, Vers.* XVI, p. 432.
(5) *Mém. des sav. étrang.*, t. 6.
(6) *Opera nova anat. de lacteis thorac. et lymph. ven.*, cap. 15.
(7) Haller, *Disp. anat.*, t. 5, p. 525.
(8) *Dissert. epistolaris*, p. 18.

teurs encore. En 1825, M. Lippi a soutenu que les lymphatiques des organes digestifs de l'homme, des mammifères et des oiseaux s'abouchaient par des rameaux et des troncs plus ou moins volumineux avec la veine porte, la veine honteuse interne, les veines rénales, la veine cave inférieure et l'azygos, et il a représenté ces diverses communications par un assez grand nombre de figures (1). Mais déjà Haller doutait de l'exactitude des observations qui en avaient fait admettre de semblables à ses prédécesseurs. Quant aux assertions de M. Lippi, elles ont été combattues par MM. Fohmann, Panizza et Rossi, qui ont démontré qu'elles reposaient sur une erreur, et que l'anatomiste de Florence avait pris tantôt des lymphatiques pour des veines, et tantôt des veines pour des lymphatiques. M. Fohmann déclare positivement n'avoir jamais vu, chez l'homme, pendant cinq années de recherches assidues, un seul vaisseau lymphatique se jeter dans les veines, au dehors des glandes et à une distance notable de l'insertion cervicale du canal thoracique. MM. Panizza et Rossi ne sont pas moins explicites. M. Blandin assure avoir bien des fois cherché ces communications sur des cadavres, de concert avec M. le professeur Cruveilhier, sans avoir pu jamais les rencontrer (2). Lorsque M. Lippi était à Paris, nous

(1) *Illustrazioni fisiologiche*, etc., *del sistema-linfatico-chilifero*; Florence, 1825.

(2) Notes à l'*Anat. génér.* de Bichat.

désirâmes connaître les communications des vaisseaux lymphatiques avec les veines qu'il avait représentées dans son ouvrage, et nous le priâmes de nous les montrer. Nous mîmes pour cette fin des appareils à injection mercurielle et tous les cadavres nécessaires à sa disposition ; mais ses recherches et ses dissections furent vaines, il ne put jamais nous montrer une seule des communications vasculaires qu'il avait décrites dans son livre. On sait que les injections des vaisseaux lymphatiques ne réussissent pas toujours.

Nous ne possédons donc jusqu'à présent aucun fait positif à cet égard, car l'insertion totale ou partielle du canal thoracique dans la veine azygos appartient à une tout autre catégorie. Deux circonstances ont pu contribuer à induire les anatomistes en erreur : la première est le défaut de notions suffisantes sur la structure des ganglions lymphatiques, et de soin dans leurs observations ; l'autre est la facilité avec laquelle le mercure qu'on injecte passe du canal thoracique dans la veine cave et ses branches, en traversant le cœur. Cette dernière cause n'est pas probablement celle qui a le moins imposé à la plupart des auteurs anciens.

Les faits nous manquent également pour admettre une communication des lymphatiques avec les veines de petit calibre. L'observation unique sur laquelle M. Fohmann s'était d'abord fondé (1) pour admettre une connexion entre les vaisseaux chylifères qui viennent de naître du canal intestinal et de très petites branches veineuses de ce même canal, a été trop légèrement faite pour qu'on puisse rien en conclure. Il s'agissait d'une portion de l'intestin d'un suicidé, dont les lymphatiques regorgeaient de chyle, qui, par l'injection des artères, disparut complètement des canaux qu'il occupait d'abord, tandis que les racines des veines laissèrent échapper, après avoir été coupées, un liquide blanc et comparable à du chyle. M. Fohmann lui-même, qui dès lors doutait si le chyle avait été absorbé directement par les veines, ou s'il y était passé des lymphatiques, n'a plus attaché depuis aucune importance à ce fait, comme on peut en juger d'après sa déclaration citée plus haut. M. Panizza dit aussi n'avoir jamais vu de veinules communiquer avec aucun vaisseau chylifère afférent ou efférent, en dehors des glandes.

Reste donc la dernière hypothèse, suivant laquelle une communication entre les deux systèmes de vaisseaux existerait dans l'intérieur même des glandes lymphatiques. J.-Frédéric Meckel l'ancien, après avoir reconnu l'erreur dans laquelle il était tombé précédemment, adopta cette nouvelle opi-

(1) *Anatomische Untersuchungen ueber die Verbindung der Saugadern mit den Venen.*; Heidelberg, 1821, p. 28.

nion (1), qui, malgré l'opposition d'Alexandre Monro fils et de Mascagni, fut plus ou moins expressément embrassée par Caldani (2), Werner et Feller (3), et Béclard (4). Mais ses principaux soutiens ont été dans ces derniers temps MM. Fohmann, Tiedemann, Lauth et Panizza.

Il y a fort long-temps déjà qu'on a remarqué que le mercure injecté dans les lymphatiques qui aboutissent à une glande, passait souvent avec autant, sinon avec plus de facilité, dans les veines que dans les vaisseaux efférents qui sortent de cette glande. Le phénomène est attesté par J.-F. Meckel l'ancien, Hewson, P.-F. Meckel, Mascagni, Schrœder van der Kolk, Gerber, A. Meckel, Muller, etc. Il n'y a pas d'anatomiste qui n'ait pu en être témoin et se convaincre que, dans bien des cas, le métal arrive alors jusqu'à la veine cave. M. Panizza dit que, dans plus de cent expériences faites par lui, il y en eut un grand nombre où les conduits efférents se remplirent avant les veines, et il ajoute que le plus souvent ils ne furent injectés qu'après ces dernières, ou en même temps qu'elles. L'effet a même quelquefois lieu d'une manière à la fois si facile et si complète, qu'au rapport de l'anatomiste italien et de M. Fohmann, on est obligé alors de lier les veines

(1) *Nova experimenta et obs. de finibus ven. ac. vas. lymph.*, p. 7.

(2) *Instit. physiol.*, p. 39.

(3) *Vasor. lact. et lymph. anat. phys. descript.*, p. 30.

(4) *Anat. génér.*, p. 415.

pour obtenir une injection satisfaisante du système lymphatique (1). Ce fait est donc un des mieux avérés que la science possède; mais il peut être, et il a été en effet, expliqué de plusieurs manières, qui se réduisent à trois principales. Le passage du mercure des lymphatiques afférents dans les veines peut être le résultat d'une déchirure du tissu de la glande; il peut tenir à une communication naturellement ouverte entre les deux ordres de vaisseaux dans l'intérieur de cet organe; enfin il peut dépendre d'un simple phénomène de transsudation à travers les pores qu'on est forcé d'admettre dans toute matière quelconque et à plus forte raison dans une substance organique, mais qui n'ont rien de commun avec les ouvertures par lesquelles les liquides passent d'un vaisseau dans un autre, quelque étroites qu'elles puissent être.

On ne peut douter que, dans beaucoup de cas rapportés par les auteurs, il n'y ait eu déchirure du tissu des glandes, soit parce qu'on a employé une colonne de mercure trop pesante, soit parce qu'on a comprimé les vaisseaux afin de faire che-

(1) M. Panizza rapporte que, sur le cadavre d'une femme de 47 ans, morte d'ascite, il trouva beaucoup de chylifères sur le canal digestif, et un très grand nombre de glandes mésentériques qui admirent l'injection. Mais ce qui le frappa surtout, fut que les glandes parfaitement injectées donnaient leurs veines avec plus de facilité et de promptitude que leurs efférents, à tel point que, plus d'une fois, pour obtenir ceux-ci, il fut obligé de lier les veines provenant des glandes. Il ajoute, d'ailleurs, que toutes ces veines allaient gagner des branches de la grande mésaraïque, et qu'aucune ne se rendait ni au tronc de la veine porte ni à la veine splénique.

miner le métal dans leur intérieur, soit enfin parce qu'on a opéré sur des glandes malades. Mais l'accident n'est pas toujours arrivé, et les anatomistes modernes surtout se sont attachés à l'éviter. Il faudrait d'ailleurs supposer la rupture simultanée des veines et des lymphatiques, circonstance qui même ne rendrait guère plus facile à comprendre le passage du mercure des uns dans les autres. L'objection n'a donc pas autant de portée que le supposaient Mascagni, Antomarchi et Bianchini.

Si c'était à cette cause qu'on dût attribuer l'introduction du fluide dans le système veineux, comment expliquer que si souvent on n'aperçoit aucune trace d'extravasation ni à la surface, ni dans l'intérieur de la glande injectée, quoique l'injection se trouve dans ses veines? Comment concevoir que quelquefois, avant que l'injection des lymphatiques de la glande soit complète, le mercure apparaît dans son système veineux, sans nul vestige d'extravasation! Comment voit-on tant de cas où celle-ci a lieu, sans que le mercure passe dans les veines? En admettant une rupture préalable, elle doit avoir porté également sur des artères, des veines et des lymphatiques. Mais alors pourquoi le mercure pénètre-t-il si rarement dans le système artériel de la glande? Pourquoi, en plongeant le tube à injection dans une glande, ce qui lacère certainement le système veineux, voit-on le métal s'insinuer dans ses lymphatiques, et presque jamais dans ses veines? Pourquoi, lorsque l'injection faite par les afférents apparaît dans la veine et non dans les efférents, rend-on ceux-ci visibles sur-le-champ, en empêchant le cours du mercure dans la veine, et de même la veine apparente, en empêchant le métal de passer dans les efférents, le tout sans extravasation? Comment expliquer par une extravasation que le métal passe ou par la veine ou par le vaisseau efférent suivant qu'on bouche l'un ou l'autre? Pourquoi enfin le phénomène a-t-il lieu plus fréquemment dans certaines glandes que dans d'autres, et s'observe-t-il surtout, par exemple, dans celles qui avoisinent la veine cave?

Quant à la seconde hypothèse, qui appartient à M. Fohmann, celle de l'aboutissement des lymphatiques dans les veines intra-glandulaires, elle n'est admise que pour expliquer le fait, et l'observation directe ne l'a jamais démontrée. Elle aurait, suivant quelques anatomistes modernes, conduit M. Fohmann à des erreurs qu'ils ont cherché à rectifier; car ayant vu l'injection des lymphatiques afférents du pancréas d'Aselli, dans le phoque et le chien, passer tout entière dans des veines, sans mettre en évidence aucun lymphatique efférent, il conclut de là que ces derniers manquent tout-à-fait au pancréas d'Aselli, et qu'il y a des glandes lymphatiques dépourvues de vaisseaux efférents, n'ayant que des veines pour ramener tous les liquides qui affluent dans leur intérieur. Or Rosenthal (1), dont les observations ont été confirmées par M. Rudolphi (2) et par M. Knox (3), a reconnu que, de la masse commune des ganglions du phoque, part un gros vaisseau lymphatique efférent, auquel on a depuis donné le nom de *ductus Rosenthalianus*. La même remarque a été faite sur le chien par M. Panizza. D'ailleurs, si l'hypothèse de M. Fohmann était réellement fondée, non seulement le phénomène devrait toujours avoir lieu, du moins pour les glandes identiques, mais encore il devrait se représenter quand on opère en sens inverse, c'est-à-dire quand on cherche à faire passer l'injection des veines dans les vaisseaux lymphatiques. Or M. Panizza, qui a singulièrement multiplié les recherches sur ce point, comme sur tous ceux qui se rattachent à la question, n'a jamais vu, ni chez l'homme, ni chez les reptiles, les injections poussées par les veines s'introduire dans les vaisseaux lymphatiques. Il a vu seulement sur deux anses de l'intestin grêle du porc, que le mercure, à l'aide de la pression du doigt, s'introduisait dans quelques lymphatiques ; que, poussé dans la veine porte, il pénétrait avec facilité dans les lymphatiques du foie, excepté chez les reptiles ; qu'enfin, de la rate, des reins, des testicules et des par-

(1) *Nov. act. nat. cur.*, t. 15, p. 2.

(2) *Physiol.*, t. 2, p. 241.

(3) *Edinb. med. surg. journ.*; juillet, 1821.

ties génitales, il n'allait jamais dans le système lymphatique, si ce n'est quelquefois dans celui des testicules des chiens et du pénis des chevaux. Ayant injecté une des deux veines iliaques externes, après avoir lié les deux rénales, la veine cave ascendante, la veine cave descendante et la grande veine azygos, il a vu plusieurs fois le métal remplir en tout ou en partie le canal thoracique; la dissection lui a ensuite appris que, après avoir pénétré dans les veines des nombreuses glandes lombaires et les avoir finement injectées, le mercure s'était frayé une route dans leurs lymphatiques, et par ceux-ci était parvenu jusque dans le canal thoracique. Plus d'une fois ses injections du système veineux ventral lui ont fait découvrir un réseau vraiment merveilleux, et indubitablement veineux, qui occupait les parois du canal thoracique et de la citerne de Pecquet; une fois même, que la masse injectée dans la veine cave n'avait rempli qu'une petite portion du tronc commun des lymphatiques, il a pu se convaincre que le réseau était plus apparent sur le contour de cette même portion, où nul lymphatique provenant de glandes n'avait apporté la matière de l'injection. De toutes ces expériences, il a conclu que le passage des veines dans les lymphatiques s'opère assez difficilement, qu'il ne s'effectue pas avec une égale facilité dans tous les organes où on le tente, qu'on ignore comment il s'effectue, et que, sous ce rapport, on en est réduit à des conjectures (1). L'opinion de M. Fohmann soulève donc de grandes objections, et l'on ne peut alléguer en sa faveur ce qui a lieu chez ceux des animaux vertébrés où les glandes lymphatiques sont remplacées par de simples plexus, puisqu'on n'entrevoit pas pourquoi il devrait y avoir ressemblance à cet égard entre deux dispositions organiques qui, sous tous les autres points de vue, présentent des différences si marquées.

La dernière hypothèse, présentée en passant par Mascagni, et en faveur de laquelle penchent à se déclarer MM. Panizza et Muller, celle que le passage du mercure des veines dans les lymphatiques au milieu du tissu des glandes s'effectue peut-être à la faveur de pores analogues à ceux, par exemple, qui permettent à l'air d'exercer son action sur le sang dans les cellules pulmonaires, semblerait, d'après quelques physiologistes modernes, s'accorder mieux que la précédente avec le défaut de constance du phénomène, et n'en rendrait pas moins bien raison. Elle pourrait d'ailleurs se concilier aussi avec d'autres conjectures qui ont été émises touchant le rôle que les glandes lymphatiques remplissent dans les fonctions du système dont elles font partie. Cependant ce passage à travers des porosités organiques, cette espèce de trans-

(1) *Osservazioni antropo-zootomico-fisiologiche*; Pavie, 1830, p. 39.

sudation n'a pas reçu parmi nous un accueil très favorable, et nous voyons l'opinion de M. Fohmann, appuyée des observations de Meckel l'ancien, de tout ce que démontre l'anatomie comparée des poissons, des oiseaux et des reptiles, faire incliner plusieurs anatomistes en sa faveur. Cette opinion paraît donc être beaucoup plus en harmonie avec les idées actuelles répandues parmi nous en physiologie. Examinons-la plus en détail et voyons ce qui milite pour elle. Mais, avant d'aborder cet examen, revenons un peu sur les circonstances qui ont précédé l'observation des faits dont M. Fohmann se sert pour appuyer son sentiment.

C'est surtout depuis J.-F. Meckel (1) l'ancien qu'on a porté une attention toute particulière à ces communications entre les vaisseaux lymphatiques et les veines. Ce grand anatomiste, en injectant un ganglion lombaire, vit le mercure sortir par un vaisseau efférent, et se porter dans la veine-cave inférieure; il reconnut bien que le prétendu vaisseau efférent était une veine, mais il ne découvrit aucune lésion, aucune solution de continuité dans le ganglion, ce qui le fit penser à l'existence d'une communication, dans les organes, entre les petits rameaux veineux et les vaisseaux lymphatiques.

Le fait de Meckel fut expliqué par la pro-

(1) *Nova experimenta et observationes de finibus venarum ac vasor. lymphat. inductus visceraque excretoria corporis humani*, etc.: Ber., 1772, sect. 1, p. 7.

duction d'une rupture dans le tissu du ganglion, bien que l'observateur n'en eût pas remarqué; mais l'autorité de Hewson (1), Cruikshank (2), Mascagni (3), fit prévaloir cette opinion, qui déjà avait été émise par Haller. L'observation de Meckel fut oubliée jusqu'en 1787, que Lindner (4) en fit une semblable, ce qui lui fournit l'occasion de réfuter par d'excellentes raisons tout ce qu'on avait allégué contre son maître. Les anatomistes restèrent indifférents. Il en fut de même pour ce que publia M. Vrolik, en 1801, sur les communications des vaisseaux lactés avec la veine porte, observées dans un phoque.

Enfin, en 1820 et 1821, M. Fohmann donna deux mémoires; nous insérâmes la traduction du second dans les bulletins de la Société médicale d'émulation (5). Il fit connaître dans ces opuscules de nouvelles observations sur les communications entre les vaisseaux lymphatiques et les veines, d'après une série d'expériences entreprises sur l'homme et les animaux. Le principal résultat obtenu chez l'homme, est que le mercure injecté dans les vaisseaux lymphatiques afférents de divers

(1) *Experimental inquiries*, part. 2, p. 150.
(2) *Libr. cit.*
(3) *Libr. cit.*
(4) *Specimen inaugurale, De lymphaticor. systemate*; Halæ, 1787.
(5) *Untersuch. ueber die Verbindung der Saugadern mit den Venen*; Heidelberg, 1821, in-12.

ganglions, en sort par des vaisseaux qui peuvent être ou seulement des lymphatiques ou des veines, ou les uns et les autres simultanément. Les ganglions où le mercure parvenait dans les veines étaient toujours plus gros et en plus grand nombre que ceux où le métal ne sortait que par des lymphatiques. M. Fohmann établit ses recherches sur le chien, le chat sauvage et domestique, la loutre, la marte, les phoques, les chevaux, les vaches, etc.

De pareilles investigations, entreprises sur des oiseaux, donnèrent aussi de précieux résultats. M. Fohmann vit les vaisseaux lymphatiques communiquer largement avec les veines sacrées et rénales, par lesquelles tout le système veineux pouvait être distendu avec le mercure, si l'on ne pratiquait pas de ligatures. Depuis cette époque, notre excellent ami le professeur Lauth a fait l'histoire des vaisseaux lymphatiques chez les oiseaux, et il a décrit, dans un mémoire particulier, toutes les communications qui existent chez ces animaux entre les lymphatiques et le système veineux, où les voies sont larges et multipliées.

M. Lauth a continué ses recherches à Paris; nous y avons pris part, pour en constater l'exactitude, et plusieurs oiseaux palmipèdes, sur lesquels les vaisseaux lymphatiques avaient été préparés, ont été déposés par nous deux dans le Muséum de la Faculté de médecine.

M. Ehrmann, professeur d'anatomie à la Faculté de médecine de Strasbourg, a plusieurs fois observé la communication des vaisseaux lymphatiques avec les veines. C'est d'abord en injectant les lymphatiques du bras qu'il trouva le mercure dans les veines qui sortent des ganglions de l'aisselle. Plusieurs fois M. Lauth a eu des résultats semblables par des injections de vaisseaux lymphatiques du corps humain. Nous pouvons en dire autant d'après nos propres observations sur l'homme et sur les animaux.

M. Lippi (1) a publié, il y a une douzaine d'années, un ouvrage sur les vaisseaux lymphatiques, qui contient des assertions fort étranges, et l'indication de certaines dispositions anatomiques auxquelles il est impossible d'ajouter foi. Il admet un nouvel ordre de vaisseaux lymphatiques tirant ses origines des artères, et qu'il nomme *système des vaisseaux lymphatico-artériels*. Suivant l'anatomiste Florentin, le nombre des ganglions avec lesquels communiquent les vaisseaux chylifères est fort circonscrit. Jamais les injections faites dans les vaisseaux lactés ne vont au-delà des ganglions situés au-dessous de la troisième vertèbre lombaire. D'après lui, tous les chylifères n'aboutissent pas au canal thoracique; plusieurs se courbent pour se

(1) *Illustrazioni fisiologiche et pathologiche del sistema linfatico-chilifero*, etc. — Recherches sur le système lymphatico-chylifère et ses communications avec les systèmes artériel et veineux, traduites de l'italien par Julia de Fontenelle; Paris, 1830.

porter en bas et aller finir à quelques ganglions lombaires. La première publication de ces nouveautés anatomiques fut faite, en 1824, dans l'*Anthologie de Florence*. L'auteur y annonce qu'il a découvert une communication directe entre les vaisseaux chylifères et la veine porte; que les vaisseaux lactés peuvent être divisés en deux parties: les uns descendent, en se divisant, et se rendent aux glandes lombaires, passent sur les veines émulgentes, et quelques uns se terminent aux ganglions situés sur ces vaisseaux; les autres s'ouvrent dans les veines rénales. Il assure avoir suivi une multitude de vaisseaux lymphatiques se dirigeant vers les reins, les ganglions rénaux, et finissant aux reins eux-mêmes ou au bassinet. Trois fois M. Lippi serait parvenu à injecter les vaisseaux lymphatiques du bassinet et du rein gauche, et il aurait vu le mercure se diriger vers les petits ganglions, indiquant des communications avec les vaisseaux chylifères ascendants.

Les vaisseaux lymphatiques ascendants vont, suivant cet anatomiste, des ganglions inguinaux aux ganglions lombaires, communiquent avec ces derniers et avec les ganglions rénaux, et cheminent ainsi, en traversant plusieurs ganglions, jusqu'au canal thoracique; sur leur chemin ils donnent des branches de communication au système veineux. On peut, suivant lui, reconnaître dans la cavité abdominale quatre ordres de vaisseaux lymphatiques ; deux ordres de vaisseaux chylifères, un allant directement du mésentère au canal thoracique, l'autre descendant pour se porter aux ganglions inférieurs de l'abdomen et communiquer avec les veines rénales, la veine porte ou la veine cave; enfin deux ordres de vaisseaux lymphatiques, l'un afférent et l'autre efférent; le premier procède des ganglions inguinaux dans la cavité abdominale, le second ou l'efférent sort des ganglions où s'est terminé le premier, et, en le continuant, va communiquer avec les chylifères supérieurs ou s'ouvrir soit dans le système veineux, soit dans le canal thoracique. Les vaisseaux chylifères descendants procèdent de la même manière et s'anastomosent avec les vaisseaux lymphatiques efférents ou des divisions des veines émulgentes et de la veine porte, enfin avec les veines spermatiques. M. Lippi assure que les vaisseaux lymphatiques inférieurs qui se portent dans la cavité abdominale et qui se dirigent à droite, communiquent principalement avec la veine cave. Il a vu souvent des vaisseaux lymphatiques se terminer dans le tissu des reins ou s'arrêter au bassinet, et d'autres s'ouvrir dans la veine rénale. Il nomme ces vaisseaux *système lymphatique chylopoiético-urinifère*.

Il résulterait des recherches de M. Lippi, si elles étaient exactes, que le canal thoracique n'est pas le seul aboutissant des vaisseaux de la lymphe et du chyle, et que le système veineux abdominal, soit celui dont la veine cave est le principal tronc, soit celui de la veine porte, partage avec lui la fonction de recevoir les fluides charriés par les vaisseaux lactés et les lymphatiques proprement dits. Les reins seraient aussi appelés à ces fonctions, ainsi qu'il prétend l'avoir démontré par ses expériences. Il assure avoir observé tous ces faits sur l'homme, sur les mammifères et sur les oiseaux domestiques. Il dit avoir vu sur des vaches des branches du système chylifère finir dans la veine splénique et dans la veine porte. Il a aussi fait des injections sur des lapins et sur des chiens, et il a rencontré des chylifères se terminant dans les ganglions rénaux. Après avoir injecté les lymphatiques de l'estomac, il a découvert, et non sans étonnement, que plusieurs branches de ces vaisseaux communiquaient avec les vaisseaux veineux courts du ventricule.

Pour bien apprécier la valeur des travaux de M. Lippi, écoutons les observations et les critiques qui en ont été faites par MM. Rossi (1), Fohmann (2), Panizza (3) et Lauth (4). L'importance

(1) *Cenni sulla communicazione dei vasi linfatici colle vene*, di Giovanni Rossi; Parma, 1825.

(2) *Das Saugadersystem der Wirbelthiere*; Heidelberg, 1827. — *Untersuchungen ueber die Verbindung der Saugadern mit iden Venen*; Heidelberg, 1821.

(3) *Osservazioni antropo-zootomico-fisiologiche*, di Bartolomeo Panizza; Pavia, 1830.

(4) *Essai sur les vaiss. lymph.*; Strasbourg, 1824.

sous le rapport anatomique de la question que M. Lippi a soulevée, a engagé M. Rossi à examiner les troncs lymphatiques dont avait parlé l'anatomiste de Florence. Sur le corps d'un jeune homme de vingt-deux ans, mort de phthisie pulmonaire, il injecta les vaisseaux lymphatiques efférents des ganglions inguinaux du côté gauche, après avoir eu la précaution de lier le canal thoracique à quatre pouces au-dessous du diaphragme. Une certaine quantité de mercure s'étant introduite dans les vaisseaux lymphatiques, M. Rossi s'assura que le canal thoracique, au-dessous de la ligature, était distendu par le métal liquide. Alors il examina avec soin les vaisseaux lymphatiques du mésentère qui n'avaient pas été injectés; il ne put découvrir aucune communication entre ces vaisseaux et les branches principales de la veine porte. Il enleva les intestins et le feuillet péritonéal recouvrant le rachis, et mit à découvert l'aorte, la veine cave et les plexus lymphatiques lombaires, admirablement injectés. Les vaisseaux efférents des ganglions inguinaux dans lesquels le tube avait été placé, après avoir traversé les ganglions iliaques externes et iliaques primitifs, allaient aux ganglions lombaires inférieurs, en formant un plexus; puis aux ganglions supérieurs, desquels sortaient les vaisseaux lymphatiques destinés à former le réservoir de Pecquet. De ces mêmes ganglions, on voyait surgir trois vaisseaux, peu distendus par le mercure, mais pourtant assez gros, et qui, au lieu de se rendre dans le canal thoracique, allaient finir manifestement, l'un à la veine cave, au-dessous de l'échancrure postérieure du foie, le second dans la veine émulgente gauche, et le troisième à la veine cave, près de l'origine de la veine spermatique droite. Après avoir lié ces trois vaisseaux, près de leur terminaison dans les troncs veineux indiqués, M. Rossi introduisit le tube à injection dans les vaisseaux efférents des ganglions lombaires, et vit les trois vaisseaux se remplir successivement. Il crut d'abord que ces trois branches vasculaires étaient des lymphatiques, quoiqu'il y eût entre eux et les vaisseaux lymphatiques qui forment le réservoir de Pecquet, une différence remarquable; il voulut s'assurer de la nature de ces vaisseaux, qui n'avaient été indiqués ni par Mascagni, ni par Scarpa, Panizza, etc.; c'est par l'examen de leur structure, comparée à celle des vaisseaux lymphatiques, qu'il pouvait reconnaître à quel système vasculaire ils appartiennent. Ces trois troncs, qui paraissaient être les mêmes que ceux qui avaient été observés par M. Lippi et qu'il donne pour des vaisseaux lymphatiques, furent détachés du cadavre, ouverts sur leur longueur, puis examinés avec une bonne loupe. Leur surface interne était lisse, sans trace de valvules, tandis que des vaisseaux lymphatiques du même calibre, pris sur le même cadavre, offraient dans toute leur longueur des valvules, disposées par paires, et à la distance de deux lignes les unes des autres. Or, nous savons que des valvules existent dans le système lymphatique de l'homme, tandis que les troncs veineux des trois grandes cavités et toutes les veines qui ont moins d'une ligne de diamètre en sont dépourvus. Par conséquent la présence ou l'absence des valvules est le meilleur caractère pour distinguer un vaisseau lymphatique d'un petit vaisseau sanguin. De plus, ces trois troncs, quant à l'épaisseur de leurs parois et à leur aspect général, ressemblaient plutôt à des veines qu'à des vaisseaux lymphatiques ; puisque, au lieu de présenter à l'extérieur ces resserrements produits par les valvules et qu'on aperçoit si distinctement sur les vaisseaux lymphatiques pleins de mercure, ils étaient cylindriques; à l'intérieur, entre les globules de mercure, on voyait un liquide rougeâtre, qui parut être évidemment du sang. Les ganglions lombaires et les iliaques primitifs furent ensuite détachés du cadavre, et l'on vit que de leurs parties latérales et postérieures sortaient de petits vaisseaux contenant un peu de mercure, et allant directement ou dans la veine-cave, ou dans les veines iliaques primitives. L'un d'eux se rendait dans l'avant-dernière veine lombaire gauche, laquelle passe sous l'aorte, au-devant de la colonne rachidienne. Ces petits vaisseaux offraient tous les caractères propres aux veines.

M. Rossi a répété ces mêmes recherches sur huit

sujets différents; les injections ont toujours été heureuses et les résultats constamment les mêmes, en tous points, que dans l'expérience dont nous venons de faire l'exposé. D'après des résultats aussi constants et identiques, l'anatomiste de Parme se croit suffisamment autorisé à conclure : 1° que le mercure injecté dans les vaisseaux lymphatiques, après avoir traversé les ganglions, passe dans les veines au moyen de quelques branches vasculaires qui établissent une communication entre les grandes veines et les ganglions; 2° que ces vaisseaux doivent être considérés comme des veines dont la fonction principale est de rapporter le sang qui a servi à la nutrition des ganglions lymphatiques.

Meckel l'ancien et Mascagni s'étaient déjà aperçu que, dans plusieurs injections du système lymphatique, on remplit les petites veines des ganglions, et c'est ce qu'ont vu maintes et maintes fois tous les anatomistes; de sorte que dans ces circonstances les veines prennent les apparences des vaisseaux lymphatiques, ce qui du reste a trompé plus d'un anatomiste; mais ils n'ont pas proclamé leur erreur avec autant d'éclat que l'a fait M. Lippi, et ils ne l'ont pas donnée comme une découverte importante en anatomie.

M. Rossi cherche ensuite à donner une explication du passage du mercure de l'intérieur des ganglions dans les veines. Si les troncs vasculaires qu'il a examinés dans ses expériences sont bien réellement des veines plutôt que des vaisseaux lymphatiques, il est évident, suivant lui, que la communication entre ces deux ordres de vaisseaux ne s'opère pas par des troncs, mais présumable qu'elle s'effectue dans les dernières divisions du parenchyme des ganglions. Il dit que ce genre de communication est très probable, car les anastomoses dans l'intérieur des ganglions ne sont guère apercevables, et on ne peut que les supposer d'après le passage du mercure dans les ramifications veineuses. A ce sujet M. Rossi croit devoir faire observer que les ganglions lymphatiques étant pourvus de beaucoup de vaisseaux sanguins, il peut se faire que le mercure porté dans les vaisseaux lymphatiques passe dans les veines. On peut d'autant mieux adopter cette explication suivant lui, qu'on sait que les vaisseaux lymphatiques efférents des ganglions doivent recevoir les fluides qui y ont été amenés par les vaisseaux afférents. Sur le cadavre d'un jeune homme, M. Rossi trouva les membres pelviens œdémateux et d'un volume considérable. Aucune injection ne fut faite, mais on examina avec soin les vaisseaux efférents des ganglions, ces ganglions eux-mêmes et les autres branches vasculaires qui en sortaient à la manière des vaisseaux efférents. On trouva les premiers de ces vaisseaux remplis de lymphe et les ganglions distendus par le même liquide. De ces ganglions partaient d'autres branches vasculaires dont l'autre extrémité aboutissait à des troncs veineux. Ces vaisseaux offraient les caractères déjà indiqués, et ils contenaient un liquide coloré, à la manière des petites veines. Si une communication directe existait entre les vaisseaux afférents et les veines, ne semble-t-il pas que la lymphe, dans cette circonstance, aurait dû être reconnue dans les branches veineuses sortant des ganglions; or, l'examen le plus attentif n'en fit pas reconnaître la présence.

Ce simple exposé des recherches de M. Rossi est la meilleure réfutation qu'on puisse faire des prétendues découvertes de M. Lippi, qui a pris des veines pour des vaisseaux lymphatiques. Cependant, si ces communications multipliées, décrites par M. Lippi, entre les vaisseaux lymphatiques et les veines, dans l'espèce humaine, doivent être considérées comme erronées, il en est tout autrement lorsque l'on examine les rapports des veines et des vaisseaux lymphatiques chez les oiseaux, les reptiles et les poissons.

Bien que l'injection poussée dans les artères pulmonaire et hépatique, parvienne jusque dans les vaisseaux lymphatiques, faut-il en conclure que les artères donnent naissance à ces vaisseaux lymphatiques, parce qu'on ignore par quelle voie se fait la transmission? Si l'on pousse dans les canaux artériels une matière très ténue et très pénétrante, par exemple de l'ichthyocolle colorée, on voit cette substance parvenir jusque dans les rameaux les plus fins et passer même dans le système veineux. Si l'on considère les membranes ou certaines parties de quelques animaux vivants, au microscope solaire, etc., on voit les globules sanguins parcourir les artères et pénétrer dans les veines sans que sur aucun point il y ait cessation de la continuité la plus parfaite et la plus régulière. Il n'y aurait donc pas, d'après ces expériences, d'extrémités libres à ces vaisseaux sanguins. Or, si les artères et les veines sont continues, comment se ferait-il que les premiers de ces vaisseaux pussent donner naissance aux vaisseaux lymphatiques? Le même raisonnement peut servir à prouver qu'il n'est pas possible qu'il y ait des radicules veineuses en continuité avec les capillaires lymphatiques. Cette continuité entre les deux ordres de capillaires serait tout-à-fait contraire à la circulation de la lymphe, qui se fait des rameaux aux branches et aux troncs, tandis que dans l'hypothèse de M. Lippi elle aurait lieu des vaisseaux lymphatiques aux capillaires veineux. C'est ainsi que M. Panizza réfute la première proposition de M. Lippi.

Pour expliquer le passage de la matière de l'injection du système sanguin au système lymphatique, on a dit que ce dernier système commence par des extrémités libres, qui se trouvent en rapport avec les branches des divisions et subdivisions du système sanguin. Suivant M. Panizza, et beaucoup d'autres anatomistes, le système lymphatique, dans ses ramifications les plus déliées, se présente toujours sous l'aspect d'un réseau continu et dépourvu de branches libres à l'extrémité desquelles seraient des orifices béants. Or, les réseaux lymphatiques embrassent les capillaires sanguins, et les réseaux les plus fins pénètrent entre les tuniques des vaisseaux sanguins et parviennent jusqu'à leur surface interne. Dès lors, dit M. Panizza, l'absorption ne peut s'opérer que par les porosités des parois vasculaires, qui sont en contact, par leur périphérie, outre que l'un de ces systèmes pénètre dans l'épaisseur des parois de l'autre.

Il y aurait, suivant M. Lippi, des ganglions lombaires qui admettent non seulement des vaisseaux lymphatiques afférents, mais encore des chylifères refluant du mésentère vers ces mêmes ganglions, en s'éloignant du canal thoracique pour se porter vers les glandes rénales et le bassinet ou l'uretère, puis s'ouvrir sur un point de ces canaux excréteurs. M. Panizza a reconnu cette dérivation de quelques chylifères du mésentère vers les glandes lombaires, mais il n'a jamais pu constater qu'il n'y eût pas union entre les chylifères et les vaisseaux lymphatiques afférents, puisqu'on injecte complètement les glandes lombaires en poussant le mercure par l'un ou par l'autre point du système lymphatique. Ainsi, d'après le célèbre professeur de Pavie, les ganglions formés de deux ordres de vaisseaux lymphatiques n'existent point.

Le seul raisonnement suffit pour faire sentir l'impossibilité de l'existence des vaisseaux *chylo-poiético-urinifères* du docteur Lippi, lesquels iraient du mésentère aux ganglions lombaires, puis au bassinet ou à l'uretère. Suivant cet anatomiste, ces vaisseaux prendraient dans les ganglions lymphatiques les éléments constitutifs de l'urine, déjà élaborés, pour aller les verser dans les canaux excréteurs. Il y aurait donc ainsi deux séries d'organes sécréteurs de l'urine, les reins et les ganglions lymphatiques lombaires, dans lesquels s'opérerait l'élaboration des principes formateurs de cette humeur excrémentielle. De pareils organes sécréteurs sont en opposition avec toutes les idées reçues en saine physiologie et avec tout ce que démontre l'expérience. Au reste, dans toutes les recherches faites par le professeur Panizza, il n'a pu découvrir ce réseau *chylopoiético-urinifère*, ni le vaisseau principal de ce prétendu système vasculaire, vaisseau qui, vraisemblablement, n'est qu'une veine parcourant le même trajet, et qui va des ganglions lombaires à la veine rénale.

Des trois espèces de communications admises par M. Lippi entre les vaisseaux lymphatiques abdominaux et les veines, la première existerait entre les vaisseaux lymphatiques et les veines dans l'épaisseur des ganglions ; la deuxième entre les vaisseaux efférents et les veines de la cavité abdominale; la troisième entre les vaisseaux afférents qui naissent d'un ganglion pour se porter à un autre et de là aux reins. M. Panizza dit : Le premier genre de communication est bien connu, car l'injection passe du système lymphatique ganglionnaire, non seulement dans les vaisseaux efférents, mais aussi dans les veines des ganglions. Il pense que cette communication s'opère réciproquement à travers les porosités des deux systèmes vasculaires. Mascagni croyait à une rupture. M. le docteur Lippi n'a pas eu à imaginer les vaisseaux de communication entre les ganglions et les veines abdominales, car ils existent réellement ; mais il s'est trompé en les considérant comme des vaisseaux lymphatiques efférents, tandis que, comme l'ont constaté MM. Rossi et Panizza, ces vaisseaux ne sont que des veines allant des ganglions aux troncs veineux eux-mêmes. Les caractères anatomiques démontrent que ces vaisseaux ne sont pas des lymphatiques. Des veines, en effet, ont un mode d'origine qui leur est propre, lors même qu'elles émergent des ganglions lymphatiques; leur trajet est rectiligne et non tortueux, comme celui des vaisseaux lymphatiques; leur forme est cylindrique et non bosselée ou disposée comme un chapelet ; leurs parois sont plus épaisses; un peu de sang y circule.

Enfin, le professeur Panizza assure n'avoir jamais pu trouver la communication des vaisseaux afférents avec les veines dont M. Lippi rapporte une série d'exemples. De nombreuses recherches ont été faites sur l'homme, le cheval, le lapin, le chien, les oiseaux, etc., et toujours on a obtenu des résultats opposés à ceux de M. Lippi.

Des recherches constantes, et faites avec beaucoup de soin et d'habileté pendant un grand nombre d'années par M. Fohmann, n'ont jamais pu lui faire voir, chez l'homme et les mammifères, un seul vaisseau lymphatique se jetant en dehors des ganglions dans les veines, à quelque distance de la terminaison du canal thoracique dans les sous-clavières. Le mercure trouvé dans les veines lors de l'injection des vaisseaux lymphatiques y avait été porté, suivant M. Fohmann, par les veines qui naissent des ganglions, à côté des vaisseaux efférents. Ces canaux de transmission furent promptement reconnus pour être veineux par M. Fohmann, non seulement d'après leur forme, mais encore parce que le plus souvent ils contenaient du sang, et qu'ils étaient, avec les vaisseaux efférents, les seuls vaisseaux qui sortissent des ganglions. Les injections les plus heureuses et les plus multipliées n'ont pas non plus fait découvrir à M. Fohmann la plus petite communication entre les capillaires lymphatiques et veineux, ni de connexions comparables à celles que M. Lippi a décrites ou fait représenter. Il n'est pas même probable qu'elles existent, au dire de M. Fohmann. Cet anatomiste soutient avec assurance que les personnes qui prétendent avoir rencontré chez l'homme une communication entre les veines et les vaisseaux lymphatiques, ou n'ont pas une habileté suffisante, ou se sont laissé tromper par les apparences, en prenant pour des vaisseaux lymphatiques de véritables veines.

Nous pensons, avec M. Fohmann, que des troncs lymphatiques aussi gros et aussi nombreux que ceux que M. Lippi prétend avoir vus s'aboucher dans les veines, devraient être très faciles à trouver ; et s'ils existaient réellement, ils n'auraient point échappé aux regards de tant d'anatomistes distingués qui ont étudié avec soin et persévérance cette partie du système lymphatique (1).

Après avoir relevé les erreurs de M. Lippi, Fohmann examine si Monro (2) et Hewson (3) ont eu raison d'admettre des orifices béants à l'origine des vaisseaux lymphatiques. Il commence par élever des doutes sur l'exactitude des observations de Monro. Déjà Cuvier (4) et plusieurs autres anatomistes avaient reconnu que Monro avait pris les

(1) *Sur l'état présent de nos connaissances, relativement au systèm lymphatique*, par le docteur V. Fohmann, professeur à l'Université d Liége.

(2) *Anatomy and physiology of the fishes*, etc.

(3) *Philos. trans.*, 1769.

(4) *Hist. natur. des poissons*, t. 1.

canaux muqueux de la tête des raies pour de véritables vaisseaux lymphatiques ouverts à l'extérieur; et quant aux expériences de Hewson, qu'on donne sans cesse comme démontrant les orifices des vaisseaux lymphatiques à leur origine, M. Fohmann fait judicieusement remarquer que le mercure qu'on faisait couler dans l'intestin était le résultat d'une violence exercée sur les parois des vaisseaux, en exerçant une compression pour chasser le métal de proche en proche. Si ces orifices béants existaient au commencement des vaisseaux lactés et des vaisseaux lymphatiques, le mercure devrait couler par son propre poids dans la cavité intestinale, ou sur tout autre point de la surface de nos tissus, lorsqu'on l'introduit dans les vaisseaux lymphatiques, et c'est ce qui n'arrive point. Malgré les nombreuses injections faites par M. Fohmann sur beaucoup de poissons, et plus particulièrement sur l'*Anarrichas Lupus*, il n'a jamais vu un seul globule mercuriel se montrer à la surface de l'intestin. M. Fohmann n'admet pas davantage les orifices béants des origines des vaisseaux lymphatiques dans les poissons que dans les autres animaux. Il dit qu'à l'égard des terminaisons ou des origines des vaisseaux lymphatiques sur l'intestin des poissons, il n'existe jamais d'orifices béants. Quelques différences que ces vaisseaux présentent d'ailleurs dans leur trajet, on voit toujours former des culs-de-sac. Notre auteur fait remarquer la disposition extérieure des vaisseaux lymphatiques, qui sont couverts par un tissu analogue au tissu cellulaire. Ce tissu offre de grandes différences sous le rapport de sa quantité, et M. Fohmann croit qu'il existe un rapport très intime entre lui et le plus ou moins de développement des lymphatiques. Suivant que la masse analogue au tissu cellulaire, par le moyen de laquelle les vaisseaux lymphatiques sont fixés aux parties qui les entourent, est plus ou moins consistante et considérable, le parenchyme de l'organe est différent, et les vaisseaux lymphatiques s'étendent plus ou moins loin vers la face interne des membranes muqueuses. Chez tous les poissons, la membrane muqueuse du canal intestinal est plus solide et plus épaisse, et le tissu cellulaire plus abondant, de sorte que le réseau lymphatique profond ne dépasse pas la face externe de la membrane muqueuse. Cette plus grande abondance du tissu muqueux à l'extérieur des vaisseaux lymphatiques des poissons ne remplacerait-elle pas les villosités qui, comme on sait, n'existent pas, à un petit nombre d'exceptions près, dans cette classe de vertébrés, et le tissu cellulaire extérieur est peut-être appelé à jouer là un rôle analogue à celui des villosités. Il existe en outre, sur les vaisseaux lymphatiques des poissons, une disposition fort remarquable; ce sont les dilatations ou renflements. On les observe dans la plupart des tissus, mais principalement dans le système musculaire, à la substance duquel elles s'appliquent immédiatement, soit à leur surface extérieure, soit dans leurs interstices, où ces petites poches n'ont de communications qu'avec les vaisseaux qui leur donnent naissance. Leurs parois sont extrêmement minces, se déchirent au moindre contact, et ces renflements marsupiaux sont considérés par M. Fohmann comme les terminaisons ou les origines du système lymphatique des poissons. Dans les oviductes des raies, les vaisseaux lymphatiques se montrent aussi sous la forme de poches ou de larges cellules.

De toutes ces recherches importantes sur les lymphatiques des poissons, il résulterait que ces vaisseaux ne sont pas pourvus d'orifices béants à leur origine, qu'ils se terminent en cul-de-sac ou forment des renflements ou poches dans presque tous les tissus du corps de l'animal, et que leur surface interne est lisse, tandis que l'externe est entourée d'une quantité plus ou moins abondante d'un tissu cellulaire mou, spongieux et particulier, des plus remarquables. Ce tissu forme en effet une sorte d'*éponge* couvrant l'extérieur des vaisseaux.

Nous aurions moins insisté sur la disposition des vaisseaux lymphatiques chez les poissons, si la disposition de ce système vasculaire ne paraissait pas conduire tout naturellement à une appréciation plus exacte et plus lumineuse de ses fonctions et même de l'absorption en général.

Comme les vaisseaux lymphatiques ne peuvent

pas absorber au moyen d'orifices particuliers, puisqu'il n'en ont point, quelques physiologistes pensent qu'ils attirent les substances du dehors à travers leurs parois, et la disposition du tissu cellulaire doit avoir une grande influence sur le travail préparatoire qui précède ce que l'on nomme l'absorption, en accumulant avec plus ou moins de facilité une plus ou moins grande quantité de matériaux destinés à être introduits dans les vaisseaux. Le tissu cellulaire, en ne faisant de ce système qu'une sorte d'organe d'imbibition, devient d'une grande importance, considéré en lui-même et sous les rapports de sa quantité et de sa disposition. Cette importance doit être bien plus grande encore si ce tissu, ainsi que le présument quelques anatomistes, est formé par des vaisseaux lymphatiques très déliés, ou seulement par la membrane interne de ces vaisseaux; car il ne faut pas oublier que la structure organique a la plus haute influence sur le mode d'accomplissement des fonctions. L'étude de l'absorption, considérée dans les divers organes vasculaires et dans son mode d'exécution, a occupé de nos jours les physiologistes les plus habiles et les plus judicieux, et la philosophie qu'ils ont apportée dans l'examen de cette fonction n'aurait-elle établi que des doutes, le service serait déjà immense, car ce qu'il y a de plus difficile dans la culture des sciences et dans les progrès de l'esprit humain, c'est de donner à celui-ci une autre direction que celle dans laquelle il est engagé (1).

Les vaisseaux lymphatiques des poissons, depuis leur origine jusqu'aux points où ils s'ouvrent dans les veines, sont constamment d'une délicatesse extrême, et formés par une seule membrane mince, lisse, indivisible et ressemblant par sa face interne aux membranes séreuses. Ces vaisseaux, avec les renflements ou culs-de-sac dont nous avons parlé, et d'une apparence celluleuse lorsqu'on les ouvre dans la longueur d'une cavité splanchnique, sont dépourvus de valvules, excepté aux endroits où les gros troncs s'abouchent dans les veines, et où çà et là il paraît quelques vestiges de valvules. L'absence de ces replis et la situation des vaisseaux lymphatiques dans beaucoup de points où la progression des liquides ne peut être favorisée par l'action des parties voisines, ont porté Monro à admettre comme une nécessité l'existence de fibres musculaires, que M. Fohmann a cherchées, sans jamais pouvoir parvenir à en reconnaître aucune trace. Monro et Hewson avaient depuis long-temps déclaré que les vaisseaux lymphatiques des poissons n'ont pas de

(1) Voy. le *Mémoire* de M. Magendie *sur le mécanisme de l'absorption dans les animaux à sang rouge et chaud;* Bulletin de la Société philom., t. 1, p. 130. — Mémoire sur les organes de l'absorption chez les mammifères, par le même auteur; lu à l'Institut le 7 août 1809. — Fodera, Recherches expérimentales sur l'absorption et l'exhalation; *Journal de physiologie* de M. Magendie, t. 3, 1823. (Ce mémoire, reproduit avec plus de développements, a été couronné par l'Institut; Paris, 1824.)

ganglions sur leur trajet. Cependant, dans le brochet (*Esox lucius, L.*), M. Fohmann a rencontré, vers le foie et l'estomac, des indices de ganglions enveloppés de vaisseaux sanguins et d'une substance analogue au tissu cellulaire. Il range parmi les ganglions lymphatiques, chez les poissons, ceux qui n'ont que les vaisseaux afférents, la rate, par exemple, et quelques petits corps aperçus chez les raies, dans les endroits où les arcs branchiaux s'appliquent sur le rachis. Ces corps grisâtres, du volume d'un pois, sont comparés par M. Fohmann aux ganglions du cou des oiseaux et des reptiles, au voisinage des troncs vasculaires, organes que M. le professeur Magendie a décrits et représentés sur des planches.

Ce rapprochement, un peu forcé, de la rate et des ganglions lymphatiques, est fondé sur la grande quantité de vaisseaux absorbants offerts par cet organe, non seulement à sa superficie, mais encore dans sa propre substance, ainsi que Hewson l'avait déjà indiqué. Ces vaisseaux présentent dans les raies des culs-de-sac terminaux.

Le chyle des poissons, surtout celui des raies, est grisâtre, et la lymphe, considérée dans tout le système vasculaire, ainsi que dans les vaisseaux lymphatiques de la rate, est rougeâtre, exactement comme Hewson l'a dit, mais plus coagulable que celle des autres parties du corps.

Le point le plus important pour nous est relatif

au titre de ce chapitre ; nous ne pouvions pas le traiter sans entrer dans des considérations générales sur l'ensemble du système lymphatique chez les poissons; c'est la terminaison de ces organes vasculaires dans le système veineux.

Monro et Hewson n'ont parlé que de deux anastomoses chez les poissons, entre les vaisseaux lymphatiques généraux et les veines correspondantes aux veines sous-clavières, disposition conforme à celle des animaux supérieurs. M. Fohmann a découvert une multitude d'autres communications entre les deux systèmes vasculaires, tant au moyen de gros troncs, qu'entre les petits vaisseaux dans les organes digestifs et le mésentère de divers poissons, et comparables, sous ce rapport, à ce que M. Lippi croyait avoir constaté chez l'homme.

M. Fohmann déduit la faculté absorbante des vaisseaux lymphatiques, surtout chez les poissons : 1° de ce qu'il n'y a que les parties non remplies de liquides qui puissent absorber les liquides ; 2° de ce que les vaisseaux lymphatiques n'ont pas à leur origine de connexions avec le système sanguin, et qu'ils ne se continuent pas avec lui; 3° de ce que le système lymphatique reçoit seulement les matériaux que les vaisseaux sanguins déposent dans les cavités splanchniques ou dans le parenchyme des organes; 4° de ce qu'à leur origine ils ont les parois les plus minces; 5° de leur rapport intime avec le tissu cellulaire; 6° enfin de ce que toutes les conditions requises se présentent constamment pour attirer les matériaux, car en vertu de la faculté qu'ont les vaisseaux lymphatiques de rétrécir leur calibre par la contractilité de leurs parois, les liquides sont successivement poussés des culs-de-sac d'origine vers le système veineux. Quant à la progression du chyle et de la lymphe, M. Fohmann assure, d'après ses propres observations, qu'elle se fait suivant trois modes différents : 1° le chyle qui coule par de petits vaisseaux lymphatiques dans des vésicules, n'est versé que peu à peu dans le sang veineux, et la réunion des vésicules aux troncs successivement de plus en plus gros, paraît contribuer à rendre son mélange avec le sang de plus en plus intime; 2° le chyle et la lymphe qui des gros troncs lymphatiques passent dans les veines caves ou dans les veines analogues aux sous-clavières des mammifères, se mêlent, chemin faisant, avec la lymphe rougeâtre et coagulable que la rate sécrète du sang artériel; 3° une partie de la lymphe et du chyle est immédiatement conduite par des ramuscules lymphatiques dans les branchies, où elle subit l'action de la respiration. Il déclare avoir observé ces divers phénomènes sur des poissons vivants et particulièrement sur des raies; nous n'avons pas eu l'occasion de répéter ses expériences, et nous nous bornons ici au rôle de simple historien.

On a admis que le système lymphatique naissait des conduits excréteurs des glandes, et l'on s'est fondé, à cet égard, tant sur la couleur et la saveur qu'a parfois offerte la lymphe contenue dans les lymphatiques du foie, que sur des expériences directes. Nuck, Cowper et Mascagni disent avoir vu ces injections passer des uretères dans les lymphatiques : Cowper, Ferrein, Werner, Feller, J.-F. Meckel l'ancien, attestent le même phénomène à l'égard des conduits biliaires; J.-F. Meckel, pour les vaisseaux lactifères; Mascagni, pour les conduits déférents. Aussi Alexandre Monro le jeune, Cruikshank, Sœmmering et divers autres auteurs, anciens et modernes, se sont-ils cru en droit de le généraliser. Un de nos plus habiles anatomistes modernes, M. le docteur Ribes, a souvent observé le passage de l'injection des vaisseaux à sang rouge dans les vaisseaux à sang noir, et réciproquement, comme aussi de ces vaisseaux dans les canaux excréteurs, et de ceux-ci dans les systèmes vasculaires. C'est un effet qui, plus d'une fois, nous a contrarié dans nos recherches anatomiques, et surtout dans celles que nous avons entreprises pour faire une histoire du système veineux. M. le professeur Cruveilhier, dans ses recherches sur la structure des glandes, a vu de semblables communications; mais ce qui est moins fréquent, quoique nous l'ayons plusieurs fois remarqué, c'est la distension des vaisseaux lymphatiques en introduisant une colonne de mercure dans les canaux excréteurs, et sous une pression médiocre. Voici, à ce sujet, le résultat des expériences de M. Panizza (1).

En introduisant du mercure dans le conduit hépatique de l'homme, cet anatomiste l'a vu plusieurs fois, sans apparaître dans les artères ni les veines du foie, passer dans les vaisseaux lymphatiques occupant le sillon transverse du foie, et placés le long des ramifications de la veine porte : presque toujours aussi il a reconnu que des lymphatiques devenaient alors apparents à la surface convexe du foie, non loin du sillon de la veine ombilicale. Assez souvent il lui est arrivé de rencontrer, sur la concavité du foie, de très petits conduits biliaires, qui, au premier abord, ressemblaient à des veines. S'il venait à les injecter et à les comprimer ensuite légèrement, il ne tardait pas à voir un admirable réseau lymphatique se manifester sur tous les vaisseaux biliaires superficiels ; en cessant l'injection, et ouvrant la veine porte, la veine cave et les veines hépatiques, le plus souvent il ne coulait pas de mercure, mais ce métal revenait dans l'artère hépatique. Pour s'assurer si ce passage était le résultat d'une rupture, M. Panizza vida une vésicule biliaire, fit plusieurs entailles superficielles à sa face interne, et y introduisit ensuite du mercure ; mais, ni par l'agitation, ni par la compression, ce métal ne

(1) *Loc. cit.*, p. 39-40.

passa dans les lymphatiques. L'expérience, plusieurs fois répétée sur l'homme et sur le chien, donna toujours le même résultat.

Les injections, poussées dans le rein, après la ligature de l'artère et de la veine, ont toujours, chez l'homme, le cheval et le chien, passé facilement dans la veine, mais jamais ni dans l'artère ni dans les vaisseaux lymphatiques. Sur douze cas d'injection de mercure dans les vaisseaux lactifères, il n'y en eut que trois où le métal parvint dans les lymphatiques. Jamais l'injection n'a passé du canal déférent dans les vaisseaux lymphatiques, malgré une pression assez forte pour amener la rupture des conduits séminifères. M. Panizza, dit qu'ayant plusieurs fois injecté par le canal déférent l'épididyme et quelquefois même la substance du testicule, le mercure ne passa pas dans les vaisseaux lymphatiques.

De ces faits, suivant M. Panizza, on peut conclure que les injections, faites dans les conduits excréteurs, pénètrent assez facilement dans les vaisseaux lymphatiques, surtout dans ceux du foie et des mamelles, sans qu'on puisse voir ou connaître de quelle manière la communication s'opère.

§ VII. Du chyle et de la lymphe.

Après avoir considéré d'une manière générale le système lymphatique dans son ensemble, je crois nécessaire d'ajouter quelques détails sur les vaisseaux chylifères en particulier, avant de faire l'histoire des liquides que cet appareil vasculaire renferme.

Bien que les savants continuateurs de l'anatomie de Bichat ne croient pas à la possibilité d'une séparation anatomique des vaisseaux lactés et des lymphatiques proprement dits, et qu'ils considèrent cette distinction comme purement physiologique, cependant, dans la description qu'ils ont donnée de ces vaisseaux intestinaux, ils reconnaissent l'existence de deux couches, l'une superficielle, l'autre profonde. La première est située au-dessous du péritoine ; les vaisseaux y parcourent un trajet assez long et parallèle à l'axe longitudinal de l'intestin, s'anastomosant, soit entre eux, soit avec les vaisseaux profonds. Ceux-ci naissent de la surface muqueuse de l'intestin et de l'épaisseur de cette membrane, où ils concourent à former les villosités ; de là ils s'engagent entre les feuillets membraneux, contournent l'intestin, se portent dans des directions variées, et vont gagner le mésentère, accompagnés par les vaisseaux sanguins.

On a donné aux premiers le nom de *lymphatiques intestinaux généraux*, et aux autres celui de *vaisseaux chylifères* ou *lactés*, de *veines lactées*, à cause du fluide blanc, lactescent, qu'ils charrient pendant la digestion. Cette subdivision n'est pas admise par tous les anatomistes. En effet, il est fort difficile de saisir les différences caractéristiques des deux couches vasculaires, et de les décrire séparément, car elles communiquent fréquemment entre elles (1).

Considérés dans leur ensemble et d'une manière générale, les vaisseaux lymphatiques du canal intestinal commencent par des réseaux très déliés, qui sont placés surtout vers la convexité du tube digestif. Leur direction est en général parallèle à la longueur de ce canal. En parcourant ses parois, ils se recourbent peu à peu vers le mésentère, accompagnés par les veines. A mesure qu'ils s'approchent de ce repli, ils grossissent, et lorsqu'ils abandonnent l'intestin, ils s'élargissent du triple, du quadruple, ou plus, de manière à offrir une dilatation qu'on serait tenté de prendre pour une extravasation. Ensuite ils se rapetissent jusqu'à reprendre le calibre qu'ils avaient avant de

(1) *Manuel d'anatomie générale, descriptive et pathologique*, etc., traduit de l'allemand par A.-J.-L. Jourdan et G. Breschet; t. 2, p. 571. Paris, 1825.

former ces sortes d'ampoules. Tous, à quelques exceptions près, en gagnant la base du mésentère, se divisent et se subdivisent en deux, trois ou un plus grand nombre de rameaux, puis se réunissent et se redivisent encore avant de pénétrer dans les glandes, ce qui donne lieu à un très beau lacis. De ces ganglions sortent ensuite les vaisseaux efférents, tantôt un seul, tantôt deux, trois, ou même plus, mais toujours moins nombreux, quoique plus gros, que les afférents. De ces vaisseaux, quelques uns se portent directement vers la base du mésentère, pour former le plexus mésentérique; les autres, en sortant d'un ganglion, entrent dans un autre, et ainsi de suite dans trois ou quatre, augmentant chaque fois de volume, en même temps qu'ils diminuent de nombre. Réduits enfin à dix ou quinze troncs, ils constituent un beau plexus à la base du mésentère. Ce plexus se porte en haut, et un peu à gauche, en suivant les vaisseaux de l'intestin : arrivé au pancréas, il le traverse à la hauteur de la troisième courbure du duodénum. Là, réduit à huit ou dix troncs, le plexus mésentérique entre dans les glandes de cette région, d'où sortent les vaisseaux efférents qui, avec le plexus dont il vient d'être parlé, forment, entre le pancréas et le duodénum, un réseau très compliqué, de telle sorte que, quand les injections réussissent bien, les deux viscères sont par lui parfaitement séparés l'un de l'autre. Ce réseau monte jusqu'au bord supérieur du pancréas, où trois à quatre de ses vaisseaux passent sous l'aorte, entre elle et la veine cave; ils aboutissent au canal thoracique. Une partie des autres vaisseaux, se courbant légèrement à gauche, au-dessous du duodénum, entre cet intestin et le rachis, se dirigent de haut en bas, en se divisant et se subdivisant, passent le plus souvent sous et sur les vaisseaux émulgents gauches, et pénètrent dans les glandes rénales, d'où partent des vaisseaux efférents, qui vont aboutir aux glandes lombaires, jusqu'à celles qui sont situées sur la dernière vertèbre et le promontoire du sacrum. Le restant de ce réseau lymphatique, composé de deux, trois ou quelquefois quatre rameaux, se porte à droite, passe sur l'aorte ventrale et sous la veine cave, à la hauteur de la première vertèbre lombaire et de la dernière dorsale, où il produit un plexus très compliqué; celui-ci contourne les vaisseaux émulgents du même côté, et pénètre dans les ganglions de cette région; après quoi les vaisseaux efférents de ceux-ci descendent, en longeant le côté droit du rachis, jusqu'à la cinquième vertèbre lombaire, et entrent dans les ganglions lombaires. De ces derniers ganglions sortent deux, trois ou un plus grand nombre de troncs, qui montent de glande en glande, forment de très beaux lacis sur et sous l'aorte ventrale, la veine cave, et autour des veines lombaires. Enfin, réduits à trois, quatre, cinq ou six troncs, ils donnent naissance à la citerne de Pecquet.

On désigne sous le nom de *chyle* le liquide charrié par les vaisseaux lymphatiques dans le canal intestinal pendant la digestion. Frappés de sa teinte, ordinairement plus ou moins blanchâtre, les premiers anatomistes l'avaient comparé à du lait; de là l'épithète de *lactés* donnée aux vaisseaux lymphatiques intestinaux dans lesquels on le rencontre.

Le chyle, limpide chez les oiseaux, et un peu trouble chez les mammifères herbivores, l'est toujours beaucoup chez les carnivores. Ce trouble paraît dépendre de globules suspendus en très grand nombre.

M. Leuret et Lassaigne disent que ces globules sont ronds chez les oiseaux, tandis que ceux du sang sont elliptiques. Chez les mammifères aussi, au lieu d'être plats, comme ceux du sang, ils sont arrondis. C'est ce qui résulte des observations microscopiques de M. Muller sur le lapin, le chat, le chien, le veau et la chèvre. D'après Hewson, ils sont plus petits que les globules sanguins. Leur diamètre est de 1 7,799 de pouce d'après MM. Prévost et Dumas. M. Muller les a trouvés tantôt égaux à ces derniers, comme dans le chat, tantôt et le plus souvent un peu plus petits, comme dans le veau, le chien et la chèvre : chez le chien, ils varient beaucoup de grosseur, mais la plupart sont fort petits; dans le lapin, quelques uns dépassent le volume des globules du sang, mais le plus grand nombre n'en font que la moitié ou les deux tiers.

Les globules peu abondants de la lymphe doivent ou provenir de la décomposition normale des organes ou se former dans la lymphe. Mais pour ceux du chyle, il n'y a pas de preuve qu'ils se forment dans les vaisseaux lactés : car ils devraient naître dès l'origine de ces derniers, puisque le chyle des lymphatiques superficiels de l'intestin du veau en a déjà offert à M. Muller; cependant des ouvertures capables de leur livrer passage n'échapperaient pas à nos moyens d'observation. Il y a donc sur ce point une obscurité que nous ne pouvons encore dissiper.

Le chyle est d'un gris jaunâtre et plus souvent blanchâtre chez les mammifères qui vivent de matières animales. Ce n'est que par exception qu'on le trouve rougeâtre, comme dans le canal thoracique du cheval. Cette teinte, déjà remarquée par Elsner, et observée depuis par Emmert, Reuss, Hallé, Autenrieth, Werner, et une foule d'autres expérimentateurs, a été attribuée par MM. Tiedemann et Gmelin à une certaine quantité de matière colorante du sang, parce que l'acide hydrosulfurique la fait tourner au vert. Quelques personnes ont comparé l'odeur du chyle à celle du sperme humain; il a une saveur alcaline.

Quelque temps après sa sortie des vaisseaux, il se coagule de lui-même. Reuss et Emmert, MM. Tiedemann et Gmelin ont reconnu que sa coagulabilité augmente à mesure qu'il avance dans le système lymphatique, de sorte qu'il ne se coagule point à sa sortie des vaisseaux lactés, et même quelquefois encore assez rarement après avoir traversé le plexus mésentérique. Cependant quelques faits observés par M. Fohmann sont contraires à cette opinion, que ne partagent pas non plus MM. Leuret et Lassaigne. Le caillot est produit par la fibrine qui passe à l'état solide, entraînant avec elle une partie des globules. Le sérum est une dissolution d'albumine, tenant encore une certaine quantité de ceux-ci en suspension. En même temps, il s'élève à la surface une couche formée par des particules de graisse. Le caillot du chyle tiré du canal thoracique devient fréquemment, lorsqu'on le laisse à l'air libre, plus rouge que ne l'était auparavant le chyle lui-même. Emmert, en comparant le chyle du réservoir de Pecquet, de la partie moyenne et de la partie supérieure du canal thoracique du cheval, a trouvé que l'action de l'air changeait peu le chyle laiteux des lymphatiques intestinaux, tandis qu'elle faisait prendre une teinte rougeâtre à celui de la citerne, qui se coagulait aussi en partie; que celui de la partie supérieure du canal thoracique prenait à l'air une couleur assez voisine de celle du sang artériel, et donnait un caillot plus volumineux et plus consistant; que le sérum du chyle de la citerne et des gros troncs lactés était épais, trouble et chargé de globules blancs, tandis que celui du chyle du canal était limpide et sans globules visibles à l'œil. M. Magendie assure que le chyle provenant des matières alimentaires qui contiennent peu ou point de graisse, est moins blanc, mais plus opalin, et qu'il se rassemble moins de crème à sa surface; qu'au contraire celui qui provient de substances animales ou grasses est blanc et bientôt couvert d'une épaisse couche de crème. MM. Tiedemann et Gmelin ont confirmé ces divers résultats par leurs expériences sur la digestion. Seulement ils n'attribuent le trouble du chyle qu'à la suspension de particules de graisse très divisées, tandis que M. Muller le fait dépendre aussi des globules particuliers dont il a été parlé plus haut.

Nous n'insisterons pas davantage sur les caractères du chyle, qui appartiennent plus à l'histoire de la digestion qu'à celle du système lymphatique. Ce qu'il nous importait d'établir, c'était l'analogie et la différence entre ce liquide et la lymphe. Tous deux ont cela de commun qu'ils contiennent des globules; mais il y en a peu dans la lymphe et beaucoup dans le chyle, qu'ils rendent blanchâtre. L'un et l'autre contiennent aussi de la fibrine dissoute, mais il paraît y en avoir moins dans le chyle que dans la lymphe, d'après les observations de MM. Tiedemann et Gmelin, à l'égard desquelles, de même que par rapport à toutes celles qui roulent sur le sang, nous devons faire remarquer que les quantités évaluées en chiffres par les différents auteurs se trouvent frappées d'erreur, puisque personne encore n'a distingué le caillot des globules qu'il enveloppe, et que, loin de là, on a regardé ceux-ci, au moins pour le sang, comme la source unique de ses matériaux, tandis que les nouvelles recherches de M. Muller établissent qu'ils y sont entièrement étrangers. La plus importante différence entre le chyle et la lymphe consiste dans la graisse que le premier tient en suspension, et qui n'existe pas dans la seconde. Quant aux autres substances, notamment à la fibrine, à l'albumine et aux sels, elles sont les mêmes; seulement nous ne savons rien, même d'approximatif, sur ce qu'il importerait pourtant le plus de connaître, leurs proportions respectives dans les deux liquides puisés à des régions diverses du corps. Nous regrettons que le temps nous ait manqué pour faire des expériences non seulement à cet égard, mais encore à celui des formes et volumes respectifs des divers globules, et des métamorphoses par lesquelles ils passent, suivant toute apparence. Ce qu'il eût été intéressant surtout de déterminer, c'est si la matière colorante qui teint quelquefois le chyle, et même la lymphe, y est dissoute, ou si elle affecte, soit toujours, soit au moins quelquefois, la même disposition que celle des globules du sang.

Quant aux différences qui existent entre ces deux liquides et le sang, les principales tiennent à la forme et au volume des globules, à l'alcalescence moindre des premiers, à la moindre quantité de la fibrine, et à la nature particulière de cette substance qui, dans le chyle, paraît se rapprocher davantage de l'albumine, attendu qu'elle n'est qu'en partie soluble dans l'acide acétique, enfin à la présence de graisse libre dans le chyle, tandis que celle qui existe dans le sang y est à l'état de combinaison.

L'analyse du chyle qu'ont donnée MM. Tiedemann et Gmelin, porte sur celui du canal thoracique d'un cheval qui avait été tué pendant la digestion, après avoir mangé de l'avoine en abondance. Ces expérimentateurs n'ont pu parvenir à recueillir, des vaisseaux du mésentère, une assez grande quantité de chyle pour l'analyser.

Le caillot, traité par l'alcool bouillant, donne un peu d'huile jaune-brunâtre. Le sérum trouble, traité par l'éther, s'éclaircit, en laissant déposer, par l'évaporation de l'éther, un mélange d'élaïne et de stéarine.

Le sérum du sang, analysé, a donné sur 100 parties :

Graisse brune	15,47
Graisse jaune.	6,35
	21,82

Report.	21,82
Extrait de viande, lactate sodique et chlorure sodique.	16,02
Matière extractive, soluble dans l'eau, insoluble dans l'alcool, avec carbonate et très peu de phosphate sodique.	2,76
Albumine.	55,25
Carbonate et un peu de phosphate calcique. . .	2,76
	98.61

Passons maintenant à la lymphe proprement dite, au liquide contenu dans les lymphatiques généraux.

On a tellement abusé du mot de *lymphe* en médecine, qu'il a presque perdu toute signification précise. On s'en est servi pour désigner une foule d'exsudations *albumineuses* ou *fibrineuses*, soit limpides, soit purulentes, tantôt coagulables, et tantôt non concrescibles, en un mot tous les liquides qui ne sont manifestement ni du sang, ni du pus, et dont on ne prenait pas la peine d'examiner ni la nature, ni l'origine. Dans ces derniers temps seulement, des esprits plus exacts ont exclusivement appelé lymphe le liquide contenu dans le système lymphatique, et alors ce fluide n'est nommé *chyle* que lorsqu'il contient les produits de la digestion.

Nous adoptons cette dernière interprétation, et de cette manière : 1° nous rejetons l'application qu'on avait faite du mot lymphe au sérum du sang, à la sérosité qui lubréfie les cavités séreuses, soit splanchniques, soit cellulaires; 2° nous ne considérons comme véritable lymphe que celle qu'on recueille dans les vaisseaux lymphatiques proprement dits, attendu que celle qu'on prend dans le canal thoracique, même après quelque temps d'abstinence, se trouve encore altérée par une petite quantité de substances du dehors, que les chylifères ont puisées dans l'intestin. Mais comme il est difficile de se procurer, dans les vaisseaux lymphatiques proprement dits, une suffisante quantité de lymphe, on a coutume de se servir du liquide contenu dans le canal thoracique d'un animal que l'on a tué après une abstinence de quatre à cinq jours.

La lymphe, ainsi obtenue, offre une couleur rosée, légèrement opaline; elle a une odeur manifestement spermatique, une saveur salée, et une viscosité légère; sa pesanteur spécifique est à celle de l'eau distillée comme 1022, 28 à 1000,00 (1).

M. Magendie l'a vue offrir des variations assez remarquables de coloration; quelquefois d'une teinte jaunâtre décidée, d'autres fois d'un rouge garance. Plusieurs physiologistes ont prétendu qu'elle était incolore, peu odorante, peu sapide.

Abandonnée à elle-même, elle se coagule, sa teinte rosée se fonce un peu, et on voit insensiblement se développer, dans la masse coagulée, un

(1) Magendie, *Physiol.*, II, p. 178.

grand nombre de petites arborisations irrégulières, semblables pour la disposition aux vaisseaux capillaires des organes (1). Ce caillot est formé de deux parties : l'une solide, *contenante*, composée d'une infinité de cellules dans lesquelles est *contenue* la seconde partie sous forme d'un liquide, qui est susceptible également de se convertir en caillot, quand on l'isole de la partie solide spongieuse. Quand on traite par l'acide carbonique la partie solide du caillot, elle devient d'un rouge pourpre; on la voit, au contraire, prendre une teinte rouge rutilante quand on la plonge dans l'oxigène; elle a, sous ce rapport, beaucoup d'analogie avec le caillot du sang.

On ignore quelle est à peu près la quantité de la lymphe. Dans une expérience destinée à éclairer cette question, M. Magendie n'en a guère obtenu qu'une once et demie. Ses travaux et ceux de M. Collard de Martigny (2) ont jeté quelque lumière sur le rapport qui existe entre la quantité de la lymphe et celle des aliments, entre le degré de réplétion du système chylifère et celui du système lymphatique général. Ainsi, pendant tout le temps de la digestion, le système lymphatique en général se désemplit en partie, tandis qu'aussitôt que le

(1) *Physiologie* de Magendie, t. II, p. 190.

(2) *Loc. cit.*, p. 176. — *Journal de physiologie* de Magendie, ann. 1828, t. 8, p. 174.

travail de la chylose est terminé, la lymphe reparaît en abondance dans le système lymphatique. De cette manière, la lymphe alterne avec le chyle pour occuper le canal thoracique, qui ne reste jamais vide. Mais, quand on soumet l'animal à l'abstinence, ce n'est que pendant les dix premiers jours que la lymphe parcourt en plus grande abondance le système lymphatique, car, à partir de ce moment jusqu'au vingt-unième ou vingt-huitième jour pour les chiens, et jusqu'au neuvième pour les lapins, la quantité de la lymphe va toujours en diminuant, à tel point qu'au moment de la mort par abstinence, on ne trouve que très peu de fluide lymphatique dans les vaisseaux de ce nom et dans le canal thoracique, et que, plus tard même, il cesse complètement d'y en avoir.

M. Collard de Martigny a examiné aussi l'effet de l'abstinence sur la composition de la lymphe. Il a vu que, pendant les douze premiers jours environ de l'abstinence, la lymphe augmentait de quantité, de consistance, de viscosité, et devenait plus opaline, d'une odeur plus spermatique, qui, chez les chiens, prenait un caractère propre à l'animal, et qu'enfin elle acquérait une couleur rouge plus foncée. Déjà M. Magendie avait obtenu ce résultat. Après les douze premiers jours d'abstinence, la lymphe change comme brusquement de caractère ; *son odeur de chien* reste toujours, il est vrai, très prononcée, mais son odeur spermatique domine ; sa couleur, après s'être conservée opaline ou rouge foncée jusqu'au vingt-deuxième jour environ, pâlit et redevient rose, jaune-rose, enfin jaunâtre. M. Collard de Martigny rejette donc positivement l'opinion, émise par quelques auteurs, que la lymphe est d'autant plus rouge que l'abstinence dure plus long-temps. Si le vingt-deuxième jour de l'abstinence on extrait de la lymphe du canal thoracique, elle se prend encore en masse, mais le sérum est fort peu abondant, et la coagulation ne présente qu'une médiocre quantité de ces arborisations fibrillaires dont nous avons parlé plus haut. Enfin, quelques instants avant la mort, la faible quantité de liquide qui lubréfie encore le canal thoracique, est incolore et sans coagulabilité. Cependant, quand on l'expose à l'air, il devient trouble et se fige incomplètement. Ainsi la coloration de la lymphe, sa composition fibrineuse, et sa faculté de se prendre en caillot, semblent diminuer de plus en plus à mesure que l'animal approche davantage du terme de la mort.

MM. Leuret et Lassaigne ont extrait des vaisseaux lymphatiques du cou d'un cheval assez de lymphe pour pouvoir en faire l'analyse; cette analyse est dès-lors une des plus certaines qu'on possède. MM. Tiedemann et Gmelin ont bien, comparativement, soumis à des manipulations chimiques la lymphe du plexus lymphatique lombaire et du canal thoracique d'un cheval (1), mais, pour ne pas être trop long, nous nous bornerons à l'analyse de MM. Leuret et Lassaigne, qui est la suivante (2):

La lymphe du cheval est composée, sur mille parties, de

Eau	925
Albumine	57, 36
Fibrine	3, 30
Chlorure de sodium.	14, 34
Id. de potassium.	
Soude	
Phosphate de chaux.	

Une analyse faite par M. Chevreul, sur du liquide lymphatique recueilli par M. Magendie dans le canal thoracique d'un animal tué après cinq jours de diète, a donné le résultat suivant :

Eau	926,4
Fibrine	004,2
Albumine	061,0
Muriate de soude.	006,1
Carbonate de soude.	001,8
Phosphate de chaux.	000,5
Phosphate de magnésie.	
Carbonate de chaux.	
. .	1000,0

Les recherches les plus récentes que nous possédions sur la lymphe de l'homme, sont celles de M. Muller, à qui s'est offerte, en 1831, dans le ser-

(1) Tiedemann et Gmelin, *Loc. cit.*, p. 73.

(2) Leuret et Lassaigne, *Loc. cit.*, p. 165.

vice chirurgical du professeur Wutzer, à l'hôpital de Bonn, une occasion peu commune d'étudier les propriétés de ce liquide. Un jeune homme, après avoir été blessé au coude-pied, demeura porteur d'une petite plaie, que nul moyen ne put amener à cicatrisation, et de laquelle s'écoulait continuellement de la lymphe. Chaque fois qu'on passait le doigt sur le dos du gros orteil, en le dirigeant vers la plaie, il sortait, et quelquefois sous la forme de jet, une grande quantité d'un liquide fort clair, inodore, ayant une saveur salée, verdissant légèrement les couleurs bleues végétales, et qui, au bout d'environ dix minutes, se prenait en un caillot semblable à une toile d'araignée.

L'un des points que M. Muller s'attacha surtout à éclaircir, est de savoir si cette lymphe contient des globules. Les observateurs modernes, Reuss, Emmert, Sœmmering, MM. Tiedemann et Gmelin, Brande et Lassaigne n'en ont point aperçu; Hewson est le seul qui signale d'innombrables corpuscules blancs, de la grosseur des noyaux de globules du sang, dans la lymphe fort équivoque du thymus de veau, et d'autres corpuscules rouges dans la lymphe rougeâtre de la rate. En examinant au microscope la lymphe du blessé dont nous venons de parler, M. Muller reconnut qu'elle contenait une multitude de globules paraissant beaucoup plus petits que ceux du sang, et d'ailleurs bien moins abondants que ces derniers ne le sont dans le sang. Pendant la coagulation, une partie de ces globules se réunissaient au caillot, mais la plupart restaient en suspension dans le sérum. Le caillot, après s'être resserré sur lui-même, consistait en un tissu filamenteux blanc. Ce qui frappa surtout M. Muller, c'est qu'on reconnaissait facilement qu'il devait naissance non à une agrégation de globules, mais à la solidification d'une substance préalablement dissoute, et qui, en passant de l'état liquide à l'état solide, avait enveloppé une certaine quantité des corpuscules auparavant libres dans le liquide. En examinant le caillot d'une très petite quantité de lymphe qu'il avait laissé se coaguler dans un verre de montre, il s'aperçut, avec le secours du microscope, que les globules y étaient tout aussi disséminés que dans le liquide. La substance qui les unissait se prêtait surtout à l'observation sur les bords minces du caillot. Elle était parfaitement homogène et faiblement translucide.

Déjà, auparavant, M. Muller avait fait sur la coagulation du sang des observations dont les résultats diffèrent singulièrement de ceux qu'on possédait jusqu'alors, et qu'il est nécessaire de rappeler ici. Tous les physiologistes admettent, avec Home, Prevost et Dumas, que le caillot du sang est produit par une agrégation des globules, dont les noyaux sont formés de fibrine et l'enveloppe de matière colorante. M. Berzelius seul, qui trouvait de la fibrine dissoute dans la lymphe, avait émis, sous forme de conjecture, l'opinion que le sang doit aussi en contenir, et qu'alors le caillot devrait naissance à la coagulation de cette fibrine, qui envelopperait les globules de toutes parts. Cette hypothèse a été convertie en certitude par les travaux de M. Muller. Après divers essais, qu'il serait hors de propos de rappeler ici, il parvint par la filtration à dépouiller le sang de grenouille de tous les globules, et à obtenir ainsi un liquide parfaitement incolore, dans lequel se forma, au bout de quelques minutes, un caillot transparent, qui est de la fibrine pure et parfaitement exempte de globules, d'où résulte la conclusion que ceux-ci ne prennent aucune part à la coagulation de la fibrine préalablement dissoute. D'autres expériences, dans lesquelles il est parvenu à retarder assez la coagulation du sang de l'homme pour que les globules eussent le temps de se déposer au-dessous du niveau de la liqueur, l'ont convaincu que la même chose avait lieu aussi chez l'homme, où la ténuité des globules empêche seule de les séparer par la filtration, et ce phénomène lui a servi pour expliquer, d'une manière aussi simple que naturelle, la formation de la couenne grisâtre qui se manifeste à la surface du sang dans les phlegmasies.

Ce sang blanc, ou dépouillé de globules, qui diffère totalement du sérum, puisqu'il contient toute la fibrine et qu'il est coagulable, ce liquide nouveau, que M. Muller désigne sous le nom de *liqueur du sang*, ressemble à la lymphe que le blessé de Bonn lui avait fournie, et se comporte de la même manière qu'elle. Un tel rapprochement doit avoir une haute portée physiologique et amener de grandes modifications dans les idées reçues sur les fonctions du système lymphatique. Il le deviendra surtout lorsqu'on aura fait des expériences pour constater les quantités respectives de fibrine dans la lymphe et le sang, tant artériel que veineux, ce qui sera assez facile chez la grenouille, et pourra même, avec quelques précautions, être exécuté chez l'homme.

M. Muller a reconnu que, dans l'état frais, la lymphe de grenouille contient des globules, mais en très petite quantité. Ces globules sont à peu près quatre fois plus petits que ceux du sang du même animal; ils ont aussi une forme ronde et non aplatie.

Toutes les données qui précèdent sont importantes, en ce qu'on n'avait jamais eu jusqu'ici que des notions imparfaites sur la véritable lymphe. Celle que Sœmmering a examinée, provenant de varices lymphatiques, ne se coagulait pas et n'était assurément pas de la lymphe.

La note suivante, que nous devons à notre excellent ami M. Dumas, nous a paru devoir être insérée ici, comme propre à donner une idée des conséquences auxquelles conduiront les belles observations de M. Muller. Nous n'avons pas cru pouvoir mieux terminer l'histoire des deux liquides que renferme le système lymphatique.

On peut se former une idée très nette, et peut-être juste physiologiquement, de la nature de la lymphe, en disant quelle consisterait en du sang délayé d'un peu d'eau salée et filtré.

La lymphe présente en effet une composition qui la rapproche du sérum, mais le sérum ne peut s'obtenir que de deux façons :

1° En laissant coaguler le sang, ce qui en sépare à la fois les globules et la matière de la fibrine.

2° En étendant le sang d'eau salée, par exemple, ce qui permet de le filtrer ; la liqueur claire et incolore retient alors la matière de la fibrine et ne laisse que les globules sur le filtre.

Ceci posé, si l'on remarque dans la composition de la lymphe :

1° La présence de la matière de la fibrine ;

2° Celle d'une quantité de sel marin presque double de celle qui existe dans le sérum du sang, on sera très disposé à admettre qu'il existe entre le sang et la lymphe une relation de cet ordre, et que la lymphe n'est en effet que du sang qui se filtre dans les capillaires des glandes, après s'être chargé d'eau salée par quelque effet d'endosmose.

Sans insister sur le mécanisme de la conversion, l'analyse chimique laisse peu de doute sur l'existence de la relation énoncée; les propriétés de la lymphe la confirment.

En effet, la lymphe n'offre pas de globules, ou n'en offre que de très difficiles à reconnaître, à cause de leur petitesse, de leur rareté et de leur transparence. Elle se coagule peu à peu et prend l'aspect d'une gelée, puis un réseau fibrineux s'en sépare; alors il reste une liqueur limpide, salée et albumineuse.

Telles sont toutes les propriétés du sang étendu d'eau salée et filtré, ainsi que le prouvent les expériences de M. Muller.

En poursuivant cette comparaison, on arriverait à penser que s'il existe des organes capables d'agir comme un filtre qui recevrait du sang et de l'eau salée, il peut s'en trouver aussi qui ne reçoivent que du sang et de l'eau, et qui laissent par cela même passer les débris des globules du sang décomposé, comme cela arrive dans l'écoulement menstruel.

Prenez un terme moyen, supposez l'eau qui s'ajoute au sang trop peu salée, et vous obtiendrez une liqueur rosée, capable de laisser rapidement déposer sa matière colorante au fond du vase. Cette liqueur, facile à produire artificiellement, représenterait donc très bien la lymphe des lymphatiques de la rate ou le liquide des capsules surrénales.

Ces explications feront comprendre comment il

se fait que le chyle varie de propriétés à mesure qu'il reçoit la lymphe qui vient s'y ajouter; comment il devient coagulable, propriété que lui donne la lymphe commune ; comment il devient rosé, ce qui dépend des lymphes spéciales dont on vient d'analyser la formation.

Ainsi, pour connaître le chyle, il faut le prendre à l'origine même des lymphatiques de l'intestin grêle; plus loin, ce n'est plus qu'un mélange.

Le chyle des premiers lymphatiques qu'on observe près du tube intestinal, pris sur un animal carnivore au moment de la digestion, est laiteux, un peu visqueux, ne se coagule pas et ne se colore pas à l'air; vu au microscope, il offre en outre de larges gouttelettes graisseuses, faciles à distinguer des globules très réguliers et en grand nombre, d'environ 1/300 de millimètre, comme ceux du lait.

Pris dans le réservoir de Pecquet, le chyle offre les mêmes caractères, mais on y remarque des globules analogues à ceux du sang pour les dimensions; c'est du moins ce que le liquide pris sur des lapins a présenté plusieurs fois.

§ VIII. Développement du système lymphatique et de ses différences suivant les ages.

Si la connaissance du système lymphatique complètement développé, chez les animaux supérieurs, laisse encore beaucoup à désirer, puisque, somme totale, le peu que nous savons à son égard renferme un nombre considérable d'erreurs et d'inexactitudes, nous sommes dans une ignorance profonde sur la manière dont se développent ses parties. Celui qui voudrait, comme on l'a fait si souvent, donner pour des vaisseaux lymphatiques les inégalités de surface, les illusions d'optique produites par de forts grossissements mal employés et des figures imaginaires, pourrait aisément, ainsi que l'a déjà fait en partie Rolando, trouver tout un système de vaisseaux de ce genre jusque dans le blastoderme lui-même; mais chacun sent quels seraient les inconvénients d'une semblable manière d'agir, et il vaut mieux avouer sa complète ignorance, que de se bercer de chimères créées par notre fantaisie. Convenons donc franchement que cette partie importante de l'organisation animale n'a été, autant dire, point examinée dans le fœtus (1).

Les glandes lymphatiques de l'aisselle et de l'arcade crurale s'aperçoivent déjà au sixième mois. Il paraît que celles du canal intestinal ne deviennent visibles que plus tard.

M. Fohmann a décrit d'une manière très sommaire un réseau vasculaire particulier qui occupe toute la surface interne du chorion du cheval, se répand sur l'allantoïde, et se termine dans la gaîne du cordon ombilical. Il a découvert, dans le fœtus des ser-

(1) *Handbuch der Entwickelungsgeschichte des Menschen*, G. Valentin; Berlin, 1835.

pents, une connexion entre cette gaîne et le canal thoracique.

Plusieurs anatomistes se sont occupés de l'histoire des vaisseaux lymphatiques des enveloppes fœtales, mais leurs recherches n'ont donné que de faibles résultats. Schreger, Wrisberg et Uttini étaient les seuls à qui nous dussions quelques notions sur les vaisseaux lymphatiques du fœtus; mais Hunter, Hewson et Cruikshank n'ayant eu sur le même sujet que des résultats négatifs, on fut assez généralement d'accord pour refuser des lymphatiques aux annexes du fœtus. Les veines seules étaient considérées comme servant ici à l'absorption.

Monro, après des recherches infructueuses, nia formellement l'existence de ces vaisseaux sur le placenta et le cordon ombilical, et donna comme une des preuves de l'absorption veineuse l'impossibilité de les y démontrer. Everhard, Needham, Schreger (1), Wrisberg (2), avaient plutôt admis que démontré leur présence. Mascagni ne s'étant occupé que de l'homme adulte, son opinion était une simple présomption, et son autorité ne pouvait être invoquée. Uttini, sous la direction de M. Mondini, (3) crut devoir entreprendre quelques investi-

(1) *De functione placentæ uterinæ*, etc., 1799.

(2) Michaelis, *Observat. circa placentæ ac funiculi umbilicalis vasa absorbentia*, etc.; Gœttingæ, 1790.

(3) *Memorie dell' istituto nazionale italiano*, t. 1, p. 2; Bologne, 1806, p. 209-216. (Voy. aussi les *Archives de physiologie*, de Meckel, t. 2, p. 258.)

gations pour éclaircir cette question litigieuse; il fit des injections avec de l'eau simple, colorée avec des substances végétales, préférablement au mercure et aux corps gras ou spiritueux; après chaque injection, il mettait sa pièce sous le microscope. Il observa que le liquide coloré ne sortait jamais ni par les veines ni par les artères, mais que les unes et les autres étaient injectées. En examinant attentivement l'amnios et le chorion, il remarqua que ces deux membranes pouvaient être facilement séparées jusqu'à l'insertion du cordon ombilical, et que là, en se réfléchissant sur la surface du placenta, elles étaient unies à un feuillet bien plus fin. Cette membrane parut, sous le microscope, garnie d'un grand nombre de filaments ou de villosités. Les filaments étaient surtout très distincts sur un placenta provenant d'une femme phthisique, et l'on y découvrit, outre les villosités, un réseau de vaisseaux capillaires semi-transparents. Bien que ces filets eussent l'air de canaux, Uttini ne se laissa pas entraîner à une telle supposition, et il songea à des expériences plus concluantes. Il fit d'abord différentes coupes transversales du cordon, pour voir si, outre les vaisseaux sanguins, on n'apercevrait pas des vaisseaux lymphatiques, qu'il présumait devoir être plus distincts sur le cordon que sur le placenta. Il vit une substance blanchâtre, un peu glutineuse, contenue dans une cavité arrondie et située entre les artères et la veine funiculaires. Dans cette substance, on apercevait un nombre considérable de petits points transparents, semblables à des orifices vasculaires. Des coupes multipliées à diverses hauteurs montrèrent toujours la même disposition, ce qui prouvait que cette substance existait dans toute la longueur du cordon. Il devint dès lors important de savoir quelle en était la nature. Sur un placenta où les troncs des vaisseaux ombilicaux se bifurquaient avant d'arriver à leur insertion à cet organe, on aperçut un petit orifice par lequel on introduisit du mercure. Bientôt le métal se trouva arrêté; il s'infiltra entre les membranes; mais, en pressant un peu du bout du doigt, on le voyait pénétrer dans le cordon, conservant la même disposition que quand il est dans un vaisseau. On le perdit de vue, et l'on crut qu'il avait déchiré les parois des gros vaisseaux. L'incision de ceux-ci montra qu'ils ne contenaient pas de métal; mais, en coupant le cordon en travers, on vit sortir de la substance indiquée un grand nombre de globules, dont chacun correspondait à un petit orifice vasculaire. Uttini regarde comme probable que ces filaments, qu'on aperçoit sur le cordon et qui revêtent la surface concave du placenta, sont l'origine des vaisseaux lymphatiques, parce que ceux-ci présentent la même apparence dans beaucoup de membranes du corps humain. Il dit aussi que les filaments si déliés et transparents du placenta des femmes phthisiques ressemblent à des canaux très déliés.

La quantité considérable de vaisseaux lymphatiques qui se ramifient au pourtour de l'ombilic, sur le péritoine, semble indiquer, suivant Uttini, qu'à l'endroit où le cordon cesse et où les vaisseaux ombilicaux se rendent à leurs organes respectifs, les lymphatiques finissent au péritoine, sur lequel ils se réunissent. L'extrême petitesse de ces vaisseaux sur d'autres parties du corps répond à l'objection que l'on pourrait faire relativement à la ténuité de ceux du placenta et du cordon, et à la difficulté de les apercevoir. Uttini croit que sa supposition prend un caractère de probabilité, par l'analogie des enveloppes du fœtus avec les membranes séreuses, desquelles naissent une si grande quantité de vaisseaux lymphatiques, et par la nécessité de transmettre constamment au sang de nouveaux matériaux nutritifs.

Nous avouerons qu'aucune des raisons alléguées par Uttini n'est pour nous suffisamment convaincante, et que nous ne trouvons pas, dans les résultats de ses recherches, ce caractère de démonstration et cette évidence que l'on doit exiger de toutes les investigations anatomiques. En voulant reconnaître dans les prétendus vaisseaux dont il parle une analogie de forme avec les lymphatiques des autres tissus, il se trouve en opposition avec les observations de M. Fohmann. Si réellement les filaments qu'il signale sont de nature vasculaire, qui nous dit qu'ils sont lymphatiques, puisque l'injection n'a pas démontré de continuation entre eux et les lymphatiques des parois ou de la cavité de l'abdomen? Ne pourrait-on pas attribuer ces filaments blanchâtres à des vestiges des vaisseaux omphalo-mésentériques ou à ces vaisseaux eux-mêmes? En un mot, les recherches d'Uttini ont laissé la question de l'existence des vaisseaux lymphatiques du cordon et du placenta presque au même point où elle était avant lui.

M. Fohmann trouva la science dans cet état, lorsqu'il entreprit les siennes (1). Suivant lui, le cordon ombilical est couvert d'un plexus de vaisseaux lymphatiques, à mailles très serrées, qu'il croit être dépourvus de valvules, quoique Wrisberg prétende en avoir observé. Ces vaisseaux, dans les organes caduques ou d'une vie très limitée, offrent une simplicité de structure comparable à celle des veines lymphatiques des reptiles et des poissons.

A plusieurs reprises et à des époques différentes, nous avons cherché à injecter ces vaisseaux pour en étudier la disposition, et rarement nos injections ont été heureuses. Puis, nous avons trouvé que le mercure passait plutôt dans un parenchyme

(1) *Mém. sur les communications des vaisseaux lymphatiques avec les veines, et sur les vaisseaux absorbants du placenta et du cordon ombilical.* Liége, 1832.

celluleux que dans des cordons cylindriques creux. Lorsqu'on est parvenu à distendre les réseaux lymphatiques du cordon jusqu'à son insertion au placenta, on peut, par une douce pression avec le manche du scalpel (1), faire arriver le mercure jusque sur la surface du placenta.

Vers l'autre extrémité du cordon, à quelques lignes de distance de l'anneau ombilical, les réseaux des vaisseaux lymphatiques deviennent si déliés, qu'on ne peut les apercevoir, bien qu'ils soient distendus par l'injection, qu'en les examinant à la loupe. Lorsqu'ils sont très fins, ils deviennent plus résistants; mais, après avoir franchi l'anneau, leur calibre augmente. Une partie passe dans le tissu cutané du pourtour de l'ombilic, une autre se joint à des branches lymphatiques plus profondément situées; des parties voisines naissent de petits troncs dont quelques uns se distribuent circulairement au pourtour intérieur de l'anneau ombilical, et de ces plexus circulaires sortent des branches qui se rendent, en accompagnant les veines des parois abdominales, jusqu'à la région inguinale et à l'anneau crural, toujours situées entre les muscles et l'enveloppe cutanée. Chemin faisant, ils rencontrent des ganglions iliaques, les traversent, et vont enfin aboutir dans le canal thoracique. Une autre partie de ces vaisseaux que nous avons abandonnée

(1) Fohmann, *Loc. cit.*

à l'anneau ombilical, gagne la face intérieure de cette ouverture, arrive sur les vaisseaux ombilicaux, mais s'accole plus particulièrement à la veine ombilicale, et l'accompagne jusqu'au foie.

Nous avons déjà dit que l'on parvenait, dans quelques cas, à distendre les vaisseaux lymphatiques du cordon, en injectant ceux du foie.

Le réseau du placenta demande plus de soin dans sa préparation. Lors même que l'injection est très heureuse, on ne voit jamais le mercure s'étendre jusqu'à l'anneau et pénétrer cette membrane, tandis qu'il n'est pas sans exemple(1) que le mercure ait distendu des vaisseaux lymphatiques dans l'épaisseur même du tissu placentaire.

M. Fohmann (2) considère les vaisseaux lymphatiques du placenta fœtal et du cordon ombilical comme ayant les mêmes fonctions que le système lymphatique général, celles d'absorber ce qui se présente à cet effet, et qui consiste principalement ici dans le fluide que le placenta utérin exsude pour l'alimentation du fœtus. Cette opinion de M. Fohmann a encore besoin d'être soumise à l'examen anatomique avant d'être adoptée, car la nature vasculaire des parties dans lesquelles le mercure a pénétré n'est pas jusqu'ici suffisamment reconnue.

Le même anatomiste regarde les vaisseaux

(1) Fohmann, *libr. cit.*, p. 26.

(2) *Libr. cit.*

lymphatiques placentaires comme la voie que parcourent les fluides alimentaires, et pensé que l'eau de l'amnios est ainsi absorbée soit par la peau ou la gaîne ombilicale, soit par le canal alimentaire ou les voies de la respiration. C'est, au dire de M. Fohmann, ce qu'on ne peut révoquer en doute, parce que le cordon ombilical ou le plexus de ses vaisseaux absorbants, est à cette époque la principale voie par laquelle il tire ses aliments. Bien que nous professions la plus haute estime pour les talents de M. Fohmann, nous ne pouvons partager toutes ses opinions sur ce point, ni surtout parler aussi affirmativement qu'il le fait.

Regarder l'absorption de l'eau de l'amnios comme un moyen de nutrition du fœtus, lorsque les vaisseaux ombilicaux ne sont pas encore en contact avec l'utérus, et que les relations utéro-placentaires ne sont pas établies, c'est vouloir donner à une simple présomption la force et la valeur d'un fait observé et bien constaté.

Suivant M. Fohmann, cette liqueur amniotique se montre alors au dehors tout aussi bien qu'au dedans de la membrane amnios; et en suivant la face externe de sa membrane, elle peut, à travers la large ouverture du nombril, mouiller la cavité abdominale et les parties qui s'y trouvent, ainsi que la peau du fœtus, et l'absorption peut s'opérer par plusieurs points.

La peau, suivant le même anatomiste, joue ici

u u rôles trèmı portant; il assure s'être convaincu, par de nombreuses recherches, que les vaisseaux lymphatiques cutanés se développent et disparaissent de très bonne heure chez les fœtus, et qu'ils sont, à cette phase de la vie, plus grands qu'à l'âge adulte. C'est une circonstance que nos dissections ne nous ont pas fait reconnaître, et qui demande à être constatée de nouveau. Lors même que le fait anatomique serait rigoureusement exact, cela ne prouve pas que l'eau de l'amnios soit absorbée, et surtout qu'elle le soit par des vaisseaux lymphatiques. L'imbibition et l'endosmose ne pourront-elles pas être invoquées aussi par quelques physiologistes? La théorie de la nutrition du fœtus présentée par M. Fohmann est donc une simple présomption, une véritable hypothèse, et non une démonstration anatomique; conséquemment elle ne saurait nous satisfaire.

Quelle que soit la région du corps où l'absorption du fluide de l'amnios se fasse, jamais, d'après l'assurance donnée par M. Fohmann, le sang ne le reçoit que par les voies connues du système des vaisseaux lymphatiques. Ni les absorbants des mamelles, ni ceux de la membrane muqueuse de la trachée-artère ou d'autres parties, ne se rendent dans le thymus, comme quelques personnes l'ont prétendu, mais dans les glandes des aisselles, des bronches, ou dans les gros troncs des vaisseaux lymphatiques. Toutes ces assertions du célèbre anatomiste allemand peuvent être très vraies, mais elles sont dénuées de preuves, et il aurait surtout dû commencer par démontrer l'absorption de l'eau de l'amnios, et comment cette absorption est opérée par des vaisseaux lymphatiques.

Suivant lui, ce qu'on nomme tissu cellulaire du cordon est un réseau lymphatique si serré que toute piqûre qu'on y fait lèse des vaisseaux de ce genre. Ces vaisseaux se prolongent dans le placenta, principalement à sa surface tournée vers le chorion. On les injecte en introduisant le tube par une petite incision pratiquée au cordon.

Cette méthode de démonstration fait naître le soupçon que le mercure forme violemment des conduits à travers le tissu muqueux du cordon, qui est très mou (1).

M. Muller et Laurent Schedon n'ont pu apercevoir ces réseaux chez un fœtus de six mois : ils ne virent que quelques canaux longs, de quelques lignes, à l'insertion du cordon ombilical au fœtus.

Dans l'embryon et durant les premiers temps de la vie fœtale, les ganglions lymphatiques n'existent pas encore, et, lorsqu'ils paraissent, c'est sous la forme de simples plexus, où la continuité des vaisseaux lymphatiques ne peut pas être contestée. Cette circonstance du mode d'évolution organique vient corroborer notre sentiment sur la nature es-

(1) G. Valentin, *Handbuch der Entwickelungsgeschichte des Menschen*. Berlin, 1835.

sentiellement plexiforme des ganglions lymphatiques.

Les changements de structure et de volume qui arrivent aux glandes lymphatiques par les progrès de l'âge, doivent, suivant M. Magendie (1), faire présumer que l'action du système lymphatique éprouve des modifications aux différentes époques de la vie ; mais rien de positif n'est connu sous ce rapport.

(1) *Précis élément. de physique*, 3e édit., t. 2 ; Paris, 1833.

CHAPITRE II.

ANATOMIE COMPARÉE.

DU SYSTÈME LYMPHATIQUE CONSIDÉRÉ CHEZ LES ANIMAUX.

L'étude des vaisseaux lymphatiques chez les animaux a conduit les zootomistes à reconnaître que ce système s'étend, se perfectionne, devient de plus en plus indépendant à mesure qu'on s'élève des derniers ordres des vertébrés jusqu'aux mammifères et surtout jusqu'à l'homme. Ce caractère est commun au système lymphatique et au système nerveux ganglionnaire; l'un et l'autre appartiennent surtout aux animaux vertébrés; l'un et l'autre ne sont jamais dans une indépendance complète des systèmes avec lesquels ils ont des rapports. Ce n'est que chez l'homme que leur développement arrive au maximum, que leurs fonctions deviennent dépendantes, quoique les notions que nous possédons sur les fonctions de ces deux ordres de systèmes laissent encore beaucoup à désirer.

Quelques anatomistes, spécialement M. Carus, ont cru voir les premiers rudiments du système lymphatique dans un appareil particulier de tubes aquifères que M. Delle Chiaje a découverts chez les mollusques gastéropodes, et que M. Baër a retrouvés depuis dans quelques bivalves, tels que la mulette et l'anodonte. Ces conduits s'ouvrent à la surface du corps, sur le contour de la masse musculaire qui forme le pied de l'animal, absorbent l'eau, et la conduisent dans les interstices des muscles du pied, ainsi que vers la cavité contenant les viscères, où ils se terminent. Mais leur analogie évidente avec ceux qu'on trouve dans les holothuries, les oursins et autres échinodermes, semble autoriser à les considérer plutôt comme des espèces de trachées aquifères, c'est-à-dire comme des organes de respiration.

Les véritables vaisseaux lymphatiques, appareil d'absorption et de transport d'un liquide analogue au sang, ne commencent à se rencontrer que dans le grand embranchement des animaux vertébrés.

a. *Du système lymphatique des poissons.*

Les lymphatiques des poissons ont été découverts par Monro (1) et Hewson (2). Ce dernier en a donné une description que M. Fohmann (3) a singulièrement perfectionnée depuis, et qui a surtout été rendue facile à saisir par les excellentes figures dont cet infatigable anatomiste a enrichi son travail. Privés

(1) *Anat. and physiol. of Fishes*, etc.

(2) *Philos. trans.*, 1769, p. 204.

(3) *Das saugadersystem der Weichtheire*, in-fol., 1827.

de valvules dans leur intérieur, n'offrant pas non plus de glandes sur leur trajet, ils forment seulement de nombreux plexus, dont le plus important est situé entre les tuniques muqueuse et musculeuse du canal intestinal, et qui aboutissent à une large citerne placée au côté droit du cardia, d'où partent d'autres plexus qui vont gagner la veine jugulaire. Ces vaisseaux ont, en outre, des communications variées avec divers autres points du système veineux.

Tous les poissons sont dépourvus de ganglions lymphatiques, qui paraissent être remplacés par des dilatations très remarquables des vaisseaux lymphatiques au milieu de leurs réseaux ou plexus.

b. *Du système lymphatique des reptiles.*

Chez les reptiles, les lymphatiques sont également dépourvus de ganglions; mais ils offrent déjà des valvules, peu multipliées à la vérité, et surtout assez peu résistantes pour permettre encore aux injections de passer des troncs dans les branches. Suivant MM. Bojanus et Carus, ceux de la région inférieure du corps des chéloniens se réunissent à un réservoir commun, d'où part un plexus double, formant une sorte de large gaîne membraneuse autour de l'aorte descendante, qui communique supérieurement avec le plexus du cou, et s'abouche par des branches latérales avec les deux veines jugulaires. Mais ce qu'il y a de plus remarquable dans cette classe, c'est l'existence de vésicules pulsatives, ou d'espèces de cœurs, qui paraissent avoir été découverts simultanément par MM. Muller et Panizza. M. Muller en a trouvé, dans les grenouilles et les crapauds, deux paires, l'une sous la peau, à la région sciatique ; l'autre, plus profonde, sur la troisième vertèbre du cou. Leurs pulsations, indépendantes de celles du cœur, ne sont isochrones ni en haut et en bas, ni même à droite et à gauche. Les inférieures versent la lymphe dans une branche de la veine sciatique, et les supérieures dans une branche de la veine jugulaire. Celles du cou n'ont été vues que chez les batraciens anoures. Quant aux inférieures, M. Muller les a retrouvées dans les salamandres et dans les lézards, mais plus profondément, sur les côtés de la base de la queue, derrière l'os iliaque, endroit où M. Panizza les a vues aussi dans plusieurs espèces d'ophidiens. Tout porte donc à croire qu'elles appartiennent à la classe entière des reptiles. Ces poches ou petites vessies contractiles et pulsatives, présentent dans l'animal vivant un mouvement alternatif d'expansion et de resserrement, qui les rend propres à recevoir le liquide transmis par les vaisseaux lymphatiques, et à le pousser dans la veine qui naît de ces poches. Elles ont, suivant M. Panizza, un mouvement très décidé, très manifeste, et analogue à la diastole et à la systole du cœur; c'est ce qu'on voit distinctement sur les *coluber natrix* et *flavescens* et sur les grenouilles. Dans le *coluber flavescens,* leurs pulsations paraissent être indépendantes de tout autre mouvement. Elles ne sont synchrones ni des mouvements respiratoires, ni des battements du cœur. Elles ont tantôt plus et tantôt moins de force. Si on les pique dans le *coluber flavescens*, on en voit sortir, pendant les mouvements de systole, un fluide rougeâtre. Les vésicules pulsatives des grenouilles ont des mouvements plus prononcés que celles des ophidiens. La veine qui sort de la petite offre aussi un mouvement, lors de la systole de sa poche. Si on lie cette veine, elle reste constamment distendue, ne pouvant pas se vider dans la veine crurale. Pour s'assurer que le mouvement des vésicules n'est pas dû aux artères situées au-dessous, M. Panizza a divisé le corps du reptile en deux parties, de telle sorte que tous les gros troncs vasculaires fussent ouverts. Alors il a vu les pulsations continuer, mais d'une manière plus lente, dans les vésicules. Dans quelques unes, elles cessèrent tout d'un coup, et reparurent au bout d'une minute, mais avec lenteur et faiblesse. Sur d'autres grenouilles, M. Panizza a enlevé les cœurs, et il a vu avec étonnement, dans plusieurs cas, les pulsations de ces petites poches augmenter de fréquence et de force, et se conserver, pendant un quart d'heure, puis diminuer, pour ne cesser entièrement qu'au bout de deux heures. Sur quelques grenouilles, il les a touchées avec de l'acide nitrique; au premier contact on voyait tout mouvement cesser, tandis que l'artère située un peu au-dessous continuait de battre. Ces expériences démontrent, suivant le célèbre professeur de Pavie, que les pulsations des poches lymphatiques sont indépendantes de tout autre mouvement. Enfin, lorsqu'elles cessaient de battre, l'abolition du mouvement n'arrivait pas dans le même instant sur toutes, ce qui semble démontrer aussi qu'elles sont sous ce rapport indépendantes les unes des autres.

c. *Du système lymphatique des oiseaux.*

Les vaisseaux lymphatiques des oiseaux, découverts par Hunter, et depuis étudiés avec soin par Hewson (1), M. Tiedemann (2) et M. Lauth (3), n'offrent non plus que des valvules imparfaites. Mais, dans cette classe, on commence à découvrir sur leur trajet quelques glandes, qui n'existent cependant qu'à la région du cou et à la base de l'aorte ventrale, suivant M. Panizza. Ces glandes paraissent être généralement, d'après les observations de M. Tiedemann, plus développées chez les oiseaux aquatiques que dans les espèces terrestres.

(1) *Trans. philos.* 1768, p. 217.

(2) *Zoologie zu seinen Vorlesungen entworfen.* Heidelberg, 1810.

(3) *Annales d'hist. nat.*, t. 3, p. 381.

M. Magendie (1) a donné une description et de bonnes figures de celles du cou. Dans les autres parties du corps, elles sont remplacées par des plexus, dont le plus considérable, situé au voisinage de l'artère cœliaque, produit deux canaux qui vont aboutir aux veines sous-clavières. MM. Fohmann, Lauth et Panizza signalent beaucoup d'autres communications, visibles même à l'œil nu, entre les systèmes lymphatique et veineux.

d. *Du système lymphatique des mammifères.*

La classe des mammifères est celle dans laquelle le système lymphatique a acquis le plus de développement. Les troncs y sont plus volumineux, les valvules plus complètes, les plexus moins nombreux, les ganglions beaucoup plus multipliées, et les connexions avec le système veineux bien plus réduites, puisqu'elles se bornent à un assez petit nombre de confluents, et aux communications que MM. Fohmann et Vrolik admettent dans l'intérieur même des glandes. Ces vaisseaux offrent également ici une nouvelle particularité, qui consiste en ce qu'ils forment presque partout deux couches, l'une superficielle et l'autre profonde, de telle sorte que l'appareil, considéré

(1) *Mémoire sur les vaisseaux lymphatiques des oiseaux*, 1819. — *Mémoire sur plusieurs nouveaux organes propres aux oiseaux et aux reptiles*; lu à l'Académie des sciences, nov. 1819.

dans sa totalité, semble être pour ainsi dire double. Du reste, les vaisseaux lymphatiques des mammifères sont plus développés que ceux de l'homme, au moins sous le rapport du volume de leurs troncs. Leurs glandes sont aussi moins nombreuses, et celles du mésentère présentent ceci de notable que, très distinctes les unes des autres chez les espèces dont le canal intestinal a une grande longueur, elles sont au contraire fort rapprochées chez celles qui ont l'intestin court, de manière qu'il résulte de leur réunion une masse commune et assez considérable, improprement appelée *pancréas d'Aselli*, du nom de l'anatomiste à qui l'on en doit la découverte.

Ainsi, à mesure que l'organisation devient plus compliquée, le système lymphatique lui-même se perfectionne et acquiert pour ainsi dire une existence plus indépendante : il perd graduellement l'apparence celluleuse et plexiforme, pour prendre celle d'un ensemble de véritables canaux ; ses valvules se développent, ses ganglions apparaissent, se multiplent ; enfin ses connexions avec le système veineux finissent par se réduire presque à celles qui sont indispensables pour permettre le versement de son contenu dans le torrent de la circulation.

Parmi les mammifères, nous indiquerons les cétacés, dont les ganglions du mésentère offrent des particularités dignes de remarque. Nous avons eu plusieurs fois l'occasion de les examiner et de les étudier sur les dauphins. Abernethy a depuis long-temps signalé une disposition que nous n'avons pas reconnue dans ces ganglions. L'injection des vaisseaux sanguins du mésentère lui fit voir une communication entre eux et une poche située au centre des ganglions, et où arrivait la matière poussée par les artères. Les parois de ces poches seraient formées, selon Abernethy, par un entrelacement d'artères, de veines et de vaisseaux lymphatiques, qui tous s'y aboucheraient par des orifices manifestes. Les vaisseaux lactés ayant été distendus par du mercure, on vit le métal s'épancher dans la bourse du ganglion et en distendre les parois. Cependant il pouvait sortir par d'autres ouvertures et aller d'une poche à une autre par l'intermédiaire de vaisseaux lymphatiques. Il paraîtrait aussi, d'après la déclaration d'Abernethy, que dans ces ganglions les vaisseaux sanguins communiquent largement entre eux et avec les vaisseaux lymphatiques. Nous regrettons aujourd'hui de n'avoir pas poussé assez loin nos recherches lorsque nous avons eu l'occasion de le faire; mais elle se représentera, et nous chercherons alors à éclaircir ce qu'il y a d'obscur sur ce point d'anatomie. En effet, l'exposé d'Abernethy ne satisfait nullement (1).

(1) *Philosoph. Transact.*, 1796.

CHAPITRE III.

PHYSIOLOGIE.

DES FONCTIONS DU SYSTÈME LYMPHATIQUE.

Le système lymphatique étant demeuré inconnu aux anciens, je n'ai point à m'étendre sur les opinions qu'ils professaient eu égard aux fonctions remplies dans l'économie animale par les vaisseaux particuliers qui le constituent. Je ne puis néanmoins les passer tout-à-fait sous silence, attendu qu'elles influèrent singulièrement sur la marche des idées et même sur la direction des recherches anatomiques, à l'époque où un hasard heureux amena la découverte de cet important appareil d'organes.

Hippocrate attribuait aux veines la faculté d'absorber dans l'air ambiant et dans le tube intestinal : Galien pensait que les aliments sont absorbés par les veines mésentériques, qui les portent au foie, chargé de les convertir en sang.

Avec le temps, cette doctrine acquit un tel empire sur les esprits, qu'au dix-septième siècle elle entrava les progrès de la science, en détournant les anatomistes de chercher à compléter l'histoire des vaisseaux lactés, et les enfermant dans un cercle étroit, où il ne s'agissait que de concilier la découverte d'Aselli avec une hypothèse qu'on semblait craindre même d'examiner.

Il y avait donc alors deux traditions considérées comme autant d'articles de foi, celle de l'absorption exclusive par les veines, et celle de la production du sang par l'organe hépatique.

Cette dernière fut facile à soutenir jusqu'au moment où Pecquet montra que les vaisseaux lactés n'aboutissent point au foie, mais aux veines sous-clavières. Il suffisait pour cela d'interpréter d'une manière arbitraire les faits récemment acquis, au lieu de les étudier et de les multiplier par de nouvelles observations. C'est ce que fit Aselli.

Quant à la première, à moins d'admettre un partage qui ne vint d'abord à l'esprit de personne, on ne pouvait la défendre qu'en regardant les vaisseaux chylifères comme des veines spéciales, sorte de terme moyen dans lequel se retrancha Gassendi (1), ou en niant tout simplement leur existence, conduite pour laquelle il sera toujours à déplorer qu'un observateur tel que Harvey, victime lui-même de tant de persécutions, ait pu se décider, mais qui n'étonne pas de la part d'un homme aussi passionné que Riolan.

Les principaux défenseurs de l'absorption par les veines furent Swammerdam, Boerhaave, P.-F. Meckel l'ancien et Monro.

(1) *Vita Peiresci*, in *Op. omn.*, vol. 5.

Swammerdam prétendait, non seulement que le liquide qu'on trouve dans les vaisseaux lactés est une lymphe blanche provenant des glandes intestinales, et non du chyle, mais encore qu'en liant les veines mésentériques, les ouvrant quelque temps après, au dessous de la ligature, et examinant le sang qu'elles contiennent, on y découvre des stries et des points de couleur blanche, qui ne peuvent être que des traces du chyle absorbé dans les intestins (1). Boerhaave alléguait la disproportion de volume entre les artères et les veines mésentériques, et le peu ou point de coagulabilité du sang contenu dans ces dernières, circonstances qui lui paraissaient prouver que les veines du mésentère sont destinées à ramener autre chose que le sang apporté par les artères, et qu'elles charrient en effet un liquide étranger (2). Meckel, qui supposait les veines pourvues d'orifices béants à la surface et dans toutes les cavités du corps, voulait en outre que leur faculté absorbante fût démontrée par le passage des objections, de l'air et de l'eau, des vésicules séminales ou de la vessie dans les veines hypogastriques. Enfin Monro s'appuyait sur la non-existence des vaisseaux lactés chez les ovipares et dans le placenta (3).

(1) *Not. ad prodr. Hoornii*, p. 28.

(2) *Prælect. acad.*, t. 1, § 416.

(3) *Observations anatomical and physiological*, p. 57.

Ces divers arguments sont au-dessous de la critique aujourd'hui. On est devenu trop défiant pour juger de la nature d'un liquide par la seule couleur de quelques stries qu'il formerait dans un autre, et ce n'est pas sans quelque surprise qu'on a vu des observateurs aussi distingués que MM. Tiedemann, Gmelin et Mayer admettre encore, de nos jours, que des lignes blanches aperçues par eux dans la veine porte et les veines mésaraïques étaient dues à du chyle (1). On ne suppose plus d'ouvertures béantes aux veines, parce qu'on n'admet que ce que l'observation démontre, et non ce qui peut convenir aux exigences de telle ou telle théorie. Enfin, on sait que les poissons, les reptiles et les oiseaux ont des vaisseaux lymphatiques ; et si quelques anatomistes doutent encore que le placenta en possède, ce n'est pas, comme on l'a vu, faute d'avoir aperçu des cellulosités en chapelet qui ressemblent beaucoup à ces organes, mais sur la vraie nature desquelles ils tiennent encore leur opinion en suspens.

Ce n'est pas une des particularités les moins curieuses de l'histoire de la physiologie, que la nécessité où l'on fut pendant long-temps de chercher

(1) Cette opinion surprend d'autant plus de la part de MM. Tiedemann et Gmelin, qu'en parlant des physiologistes qui admettent la présence du chyle même dans le chyme, sous la forme de flocons, ils disent que cette hypothèse est *très certainement fausse*, et que les prétendus flocons de chyle qu'on a rencontrés dans l'intestin grêle ne sont, d'après leurs observations, que des flocons de mucus.

mille moyens divers pour établir la réalité de l'absorption du chyle par les vaisseaux lactés. Le seul témoignage des yeux suffit pour le mettre hors de doute, puisqu'on voit ces vaisseaux se gonfler et changer de couleur quelque temps après qu'on a fait manger l'animal. Cependant Thomas Bartholin fut dans l'obligation d'opposer des expériences aux étranges dénégations de Harvey et de Riolan : « *Chylus non potest*, dit-il, *venas mesaraïcas ingredi, quia nunquam id visum, nunquam voluit natura, nusquam patet aditus; re vera autem non intrare hoc experimentum probat. Si ligatus sit mesentericus ramus, non impeditur chylus, quominus ad lacteas sensim intumentes transeat; at ligatis lacteis, restitat chylus, nec ex ventriculo, aut intestinis, aut lacteorum osculis ulterius progreditur* (1).

Peu à peu les esprits s'accoutumèrent à cette nouvelle idée, surtout après la découverte des lymphatiques généraux, qu'il n'y avait pas moyen de confondre avec les veines, et qui sont trop multipliés dans le corps pour qu'il fût possible de ne leur assigner aucune fonction. Mais l'ancienne théorie ne fut point rejetée pour cela, et il se forma une opinion mixte, qui partageait la faculté absorbante entre les deux systèmes. Cette opinion, adoptée entre autres par Ruysch, Lieberkuhn, Al-

(1) *De lacteis venis sententia Harvei expensa*, dans *Opuscula nova de lacteis thoracis et lymphaticis vasis*. Copenhague, 1670.

binus et Walter, domina jusque vers le milieu du dix-huitième siècle.

A cette époque, on se remit encore à examiner l'absorption intestinale, et bientôt des doutes s'élevèrent sur la participation des veines mésaraïques à cette fonction. Guillaume Hunter fut un des premiers à manifester ceux que lui avaient suggérés ses observations et ses réflexions ; *sed*, ajoute-t-il, *viri fide dignissimi talia argumenta experimentaque pro venosa absorptione in medium protulerunt, ut nequidem mecum rem dirimere auderem* (1). Son frère, Jean Hunter, puisa plus de hardiesse dans les dissections auxquelles il s'était livré tout entier, et, sans sortir cependant encore du cercle des vaisseaux chylifères, il attaqua l'absorption veineuse par des expériences plus variées et surtout plus concluantes que celles de Bartholin.

Ayant ouvert l'abdomen d'un chien vivant, et découvert des points où les chylifères étaient pleins d'une liqueur blanche, et d'autres où ils ne contenaient qu'un liquide transparent, il prit deux anses d'intestin, les embrassa chacune entre deux ligatures, après avoir lié les branches des artères et des veines mésentériques qui s'y rendaient, et y introduisit du lait par une ouverture qui fut ensuite bouchée à l'aide d'un lien. Les vaisseaux lactés d'une des deux anses continuè-

(1) *Medical commentaries*, t. 1, p. 42.

rent de charrier une liqueur blanche, et ceux de la seconde, qui jusqu'alors avaient été transparents, devinrent blancs à leur tour ; mais le sang tiré des veines qui émanaient de l'une et de l'autre ne contenait pas la moindre trace de lait.

L'expérience, répétée sans appliquer de ligatures sur les veines mésentériques, donna le même résultat. Les anses intestinales furent comprimées entre les doigts avec une force graduellement croissante, et jusqu'au point d'en déterminer enfin la rupture : le sang des veines ne changea pas non plus de couleur. Sur une brebis qui n'avait pris aucun aliment depuis plusieurs jours, et à l'ouverture du ventre de laquelle les vaisseaux lactés se montrèrent pleins d'une humeur limpide, quelques anses d'intestin furent injectées d'ichthyocolle teinte en bleu, liées ensuite aux deux bouts, et replacées dans l'abdomen ; lorsqu'on les retira, quelque temps après, les vaisseaux chylifères avaient une teinte bleue, mais le sang conservait la couleur ordinaire, et, même après sa coagulation, le sérum ne parut pas bleu. Du lait chaud, injecté par l'artère de ces mêmes anses, revint parfaitement blanc par la veine correspondante, et, en ouvrant l'intestin, on reconnut qu'il ne s'y était point épanché de lait. Cette dernière expérience, répétée sur d'autres brebis, et avec divers autres liquides, eut constamment la même issue. Une solution aqueuse et chaude de musc fut injectée dans une anse d'intestin d'un âne, que l'on remit ensuite en place ; quelque temps après, les vaisseaux chylifères donnèrent un liquide ayant manifestement l'odeur du musc, que ne portait point au contraire le sang tiré des veines.

Ces expériences fort incomplètes, diversement reproduites par Hewson, Sheldon et Cruikshank, furent considérées comme établissant que, dans le tube intestinal au moins, la faculté absorbante appartient aux vaisseaux lactés, et n'est exercée que par eux seuls.

Jusqu'alors on ne s'était occupé que de l'absorption intestinale, et l'induction seule avait fait admettre que les lymphatiques généraux partagent avec ceux du mésentère la propriété d'introduire dans l'économie des substances venues du dehors. Schreger entreprit de le démontrer par la voie expérimentale (1).

Ayant plongé les pieds d'une femme qui portait à la malléole interne une plaie provenant de la blessure d'un lymphatique, dans de l'eau musquée et dans un mélange d'eau et de lait, il vit, dans le premier cas, la lymphe s'écouler avec une odeur de musc, que ne partageait pas le sang tiré d'une veine du coude-pied, et, dans le second, la lymphe, qui jusqu'alors avait été limpide, prendre une teinte blanchâtre. Le même effet eut lieu en frottant les orteils de cette femme avec de l'essence de téré-

(1) *De functione placent. uterin.*, ch. 2, p. 4.

benthine, dont la lymphe contracta l'odeur, qui ne se communiqua point au sang veineux. La main d'un homme ayant été frottée de cette essence, avec les précautions nécessaires pour garantir les voies aériennes de son impression, le sang tiré de la veine ne manifesta aucune odeur de térébenthine, tandis que l'urine exhala bientôt après celle de la violette. On comprima l'artère axillaire d'un chien, on ouvrit la veine pour la vider du sang qu'elle contenait, et on plongea la patte dans un mélange de lait et d'eau tenant du nitre en dissolution; au bout d'un quart d'heure, les lymphatiques fournirent un liquide lactescent dont on imbiba du papier qui, après avoir été séché, brûla en fusant; on cessa de comprimer l'artère, et on recueillit le sang qui s'écoula de la veine : il ne contenait point de lait; et du papier imprégné, soit de ce même sang, soit de son sérum, brûla sans fuser. Des mouchetures superficielles furent pratiquées à la patte d'un chien, que l'on plongea ensuite dans de l'eau musquée; une demi-heure après, le sang tiré des veines n'avait pas l'odeur du musc, tandis qu'elle était très prononcée dans le liquide charrié par les lymphatiques. Le même résultat fut obtenu sur un autre chien, avec un mélange de lait et d'eau, auquel on avait ajouté de l'asafœtida.

Il s'en faut de beaucoup que ces expériences soient aussi spécieuses que celles de Hunter, ou, pour parler avec plus d'exactitude, qu'elles méritent la même confiance, car elles ne s'accordent pas toutes avec celles qui ont été faites dans ces derniers temps, et au moyen de réactifs bien autrement sensibles. Quoi qu'il en soit, elles furent admises sans examen. Mascagni les corrobora, en rapportant une foule de cas où il avait vu les lymphatiques se remplir de lait ou d'eau colorée, injectés dans les cavités séreuses, les conduits excréteurs, les bronches, les veines et les artères d'hommes et d'animaux récemment morts (1). M. Lauth leur a donné également une nouvelle force, en constatant que les injections d'encre dans la poitrine de chiens tués depuis peu, sont toujours suivies de l'apparition sur la plèvre, costale, pulmonaire et diaphragmatique, soit de taches éparses, que le microscope montre être des réseaux lymphatiques, soit de gros lymphatiques visibles à l'œil nu et remplis du liquide injecté, soit même d'autres lymphatiques, également pleins d'encre, qui, situés à la partie supérieure et postérieure des côtes, se dirigent en avant et en haut, vers les glandes placées sur la colonne vertébrale (2).

L'opinion que les lymphatiques seuls absorbent finit donc par ne plus trouver de contradicteurs. On sembla ne plus se souvenir que les veines eussent naguère encore partagé cette prérogative

(1) *Vasorum lymphat. histor.*, sect. 3, p. 22.

(2) *Essai sur les vaisseaux lymphatiques*, p. 60.

avec eux, qu'ils leur en eussent même disputé l'exclusive possession.

Tel était l'état de la science lorsque, le 7 août 1809, M. Magendie lut à l'Institut un Mémoire contenant le résultat d'expériences faites par lui, de concert avec M. Delille, et desquelles il conclut que *les vaisseaux lymphatiques ne sont pas toujours la route suivie par les matières étrangères, pour parvenir au système sanguin*, mais que très probablement il s'opère aussi une absorption directe par les veines.

Deux ligatures furent appliquées sur une anse d'intestin grêle d'un chien qui avait mangé beaucoup de viande sept heures auparavant, et deux autres le furent également sur chacun des lymphatiques très blancs et très apparents qui en naissaient: on coupa ces vaisseaux entre les deux ligatures, et l'on s'assura que l'anse d'intestin ne communiquait plus avec le reste du corps par aucun lymphatique; quatre des cinq artères et des cinq veines qui s'y rendaient furent liées et coupées de la même manière; enfin, on coupa les deux extrémités de l'anse intestinale. Celle-ci n'eut plus dès lors de connexion avec le corps que par une artère et une veine, qui elles-mêmes furent isolées dans une longueur de quatre travers de doigt, et dépouillées de leur tunique celluleuse. On injecta une petite quantité d'upas dans la cavité de cette anse, qui, après avoir été enveloppée d'un linge fin, fut replacée dans l'abdomen. Au bout de six minutes, les effets généraux du poison se développèrent avec leur intensité ordinaire, et tout se passa comme si l'anse d'intestin eût été dans son état naturel.

La cuisse d'un chien fut détachée du tronc, de manière à ménager l'artère et la veine crurales, qui elles-mêmes furent fixées chacune sur un tuyau de plume au moyen de deux ligatures, entre lesquelles on les coupa circulairement, en sorte que le membre ne communiquait plus avec le corps que par l'intermédiaire du sang artériel et veineux ; de l'upas, introduit alors dans la partie, produisit ses effets généraux dans le temps ordinaire, c'est-à-dire au bout d'environ quatre minutes.

Cette dernière expérience a été répétée par Emmert et Rapp, qui en ont obtenu les mêmes résultats (1).

M. Mayer a également admis la faculté absorbante des veines, conjointement avec celle des lymphatiques, d'après une série d'expériences faites sur les poumons de divers animaux. Du cyanure ferroso-potassique ayant été injecté par la trachée-artère, les traces de ce sel furent aperçues beaucoup plus tôt dans le cœur gauche que dans le cœur droit,

(1) Meckel, *Archiv*, t. 4, p. 192.

ce qui n'aurait pas eu lieu s'il eût d'abord passé dans le canal thoracique (1).

Après avoir introduit le même sel dans l'estomac, M. Westrumb l'a retrouvé dans l'urine, au bout de deux minutes, sans que la lymphe et le chyle en continssent (2).

M. Foderà, ayant rempli d'une dissolution de cyanure ferroso-potassique une anse d'intestin d'animal vivant, qu'il plongea ensuite dans une solution de sulfate de fer, vit les lymphatiques et les veines devenir bleus (3), tandis qu'en répétant l'expérience, Schrœder van der Kolk n'a reconnu la couleur bleue que dans les lymphatiques et non dans les veines.

M. Ségalas est allé plus loin que M. Magendie (4). Il a admis que les veines seules absorbent les substances autres que le chyle qui sont déposées dans le canal intestinal, et il s'est appuyé sur l'expérience suivante : ayant isolé une anse intestinale des parties voisines de l'intestin, par deux incisions, il y introduisit une dissolution aqueuse d'extrait alcoolique de noix vomique, la lia aux deux bouts, et la replaça dans le ventre, après avoir lié les artères et les veines qui s'y rendaient. Aucun symptôme

(1) Meckel, *Archiv*, t. 3, p. 485.

(2) *Ibid.*, VII, 525, 540.

(3) *Recherches exp. sur l'absorption*, p. 26. — Une planche, à la fin de l'ouvrage, représente les effets de cette expérience.

(4) *Journal de physiol. expérim.*, t. 2, p. 117.

d'empoisonnement ne se manifesta, même en laissant une artère libre d'amener de nouveau sang, et coupant la veine correspondante pour prévenir la stase de ce dernier l'empoisonnement eut lieu, au contraire, dans l'espace de six minutes, dès que la circulation naturelle vint à être rétablie.

Puisque déjà plusieurs fois nous avons parlé d'un temps fixe dans lequel se seraient manifestés des phénomènes d'absorption, c'est ici le lieu de rapporter une intéressante expérience de M. Muller (1) qui donnera une idée de la rapidité avec laquelle cette fonction s'exerce, sinon toujours, du moins dans quelques circonstances. M. Muller étendit une vessie fraîche de grenouille sur le col d'un très petit flacon contenant une dissolution de cyanure ferroso-potassique, passa légèrement sur la membrane un pinceau trempé dans une dissolution de sulfate de fer, et renversa sur-le-champ le flacon; une seconde suffit pour faire apparaître une tache bleuâtre, dont la teinte devint rapidement plus foncée. Or, la vessie d'une grenouille est formée de plusieurs tuniques superposées, et elle est beaucoup plus épaisse que la membranule dont l'extérieur des villosités intestinales se trouve revêtue, membrane dont l'habile expérimentateur allemand évalue l'épaisseur à 0,00174 de pouce, et qui contient des capillaires sanguins démontrables par l'injection, indépendamment sans doute de capillaires lymphati-

(1) *Physiologie*, t. 1, p. 233.

ques, que leur ténuité et leur pellucidité empêchent d'apercevoir. Ainsi donc on peut admettre, d'après le fait précédent, que des traces d'une substance dissoute pénètrent en une seconde à travers les capillaires superficiels et jusque dans le sang d'une partie dépourvue d'épiderme. Maintenant, si, pour satisfaire aux exigences les plus difficiles, on évalue à trois minutes la durée d'une révolution complète du sang, que Hering croit cependant bien plus courte, puisqu'il la réduit à trente secondes, on verra que ce laps de temps suffit aussi pour qu'une substance absorbée manifeste sa présence sur des points de l'économie fort éloignés du lieu avec lequel elle a été mise en contact. Il n'y a donc pas nécessité de renouveler, comme l'ont fait Home (1) et M. Lippi, l'hypothèse surannée d'une communication directe entre l'estomac et les reins, pour expliquer la promptitude avec laquelle certains sels passent dans l'urine.

Les résultats proclamés par les divers expérimentateurs dont nous avons parlé plus haut ont été en partie confirmés et en partie aussi modifiés par MM. Tiedemann et Gmelin. Ces deux physiologistes ont constaté que les matières colorantes, introduites dans l'intestin, n'y sont point absorbées par les lymphatiques, quoiqu'on les retrouve dans l'urine et dans le sang, ce qui s'accorde avec ce qu'avaient déjà vu Hallé et M. Magendie, et contredit le témoignage,

(1) *Biblioth. britann.*, t. 49, p. 238.

d'ailleurs fort équivoque, de Viridet et de Mattei, suivant qui le chyle aurait paru rouge et jaune chez les animaux nourris de jaune d'œuf et de betterave. Ils n'ont observé que très rarement le passage des sels dans le chyle; une fois seulement ce liquide leur a présenté des indices de fer chez un cheval auquel ils avaient fait prendre du vitriol vert; ils ont découvert aussi du cyanure ferroso-potassique dans le chyle d'un chien, et du sulfo-cyanure ferroso-potassique dans celui d'un autre chien. M. Muller, dans deux expériences sur des grenouilles dont il avait tenu les pattes de derrière plongées dans une dissolution de cyanure ferroso-potassique, n'a également vu qu'une seule fois la lymphe produire des réactions indiquant la présence de métal, dont le sérum du sang contenait aussi quelques traces, mais moins sensibles.

M. Poiseuille a bien voulu nous communiquer la note suivante, qui vient à l'appui de quelques unes des expériences précédentes, et contient de plus quelques détails intéressants.

Sur une souris âgée de vingt-quatre jours, qui avait mangé depuis une heure et demie (pain et millet), une incision faite à la peau, sur la ligne médiane de l'abdomen, et une division des parois antérieures de cette cavité, permirent à une portion assez considérable des intestins de faire hernie; on disposa sur une lame de verre une partie des intestins où les circulations artérielle, capillaire et veineuse se voyaient parfaitement bien. Parallèlement à une artère on distinguait un vaisseau où se mouvaient, au sein d'un liquide blanchâtre et demi-transparent, des globules plus petits que ceux du sang, et blancs. Ce vaisseau, par suite de la graisse qui l'entourait, n'offrait des parois bien distinctes qu'en quelques points de deux ou trois centimètres de longueur (le microscope donnait un grossissement de cent vingt diamètres); c'était un vaisseau chylifère. Les globules avaient un mouvement bien différent de celui des artères, des capillaires et des veines; c'était un mouvement saccadé, d'une extrême lenteur dans l'intervalle des saccades, et très irrégulier quant au nombre de celles-ci dans un temps donné. Au moment des saccades, la vitesse des globules était beaucoup plus grande, mais toujours plus petite que celle des globules contenus dans les artères, les capillaires et les veines. En examinant l'intestin auquel ce vaisseau était presque perpendiculaire, on reconnaissait que chaque saccade des globules coïncidait avec un mouvement péristaltique de cette portion du tube digestif, et que la vitesse plus grande des globules se prolongeait pendant tout le temps (quelques secondes) de la contraction de l'intestin; à ce mouvement succédait une lenteur extrême et souvent un repos absolu des globules dans l'intervalle des contractions intestinales. L'influence du mouvement péristaltique ne se faisait point sentir aux globules des veines, des artères et des capillaires.

Une autre souris, âgée de plus d'un an, qui avait mangé depuis deux heures, reçut un lavement d'une dissolution peu concentrée d'hydrocyanate jaune de potasse ; cinq minutes après, on ouvrit l'abdomen, et les intestins furent trouvés légèrement distendus par le liquide injecté. On promena, sur une portion du mésentère, un pinceau imbibé d'une dissolution de peracétate de fer. Au bout de quelques secondes, on vit au microscope circuler dans les veines, mais non dans les artères, des îlots de formes très irrégulières, noirâtres, et par conséquent non transparents. Parallèlement aux artères, entre ces vaisseaux et les veines, on découvrit aussi des lignes rubanées, noirâtres, et non transparentes, dans lesquelles on ne distinguait aucun mouvement, et qui étaient des chylifères.

Si, d'après tous ces faits, les lymphatiques semblent avoir réellement peu d'action sur les substances introduites du dehors, le chyle excepté, ils en exercent une incontestable sur plusieurs de celles qui se développent dans l'économie même. A cet égard, cependant, on ne doit accueillir qu'avec réserve les faits rapportés par les auteurs. Il n'est pas douteux, par exemple, que la bile puisse être absorbée par les lymphatiques; Peyer, Fallope, Kerkring, Sylvius, Reverhorst, Assalini, Saunders, Mascagni, Desgenettes et Sœmmering en ont trouvé dans ceux du foie ; MM. Tiedemann et Gmelin, après avoir lié le canal cholédoque sur des chiens, ont aperçu, dans les lymphatiques du foie, les glandes auxquelles ils aboutissent et le canal thoracique, un liquide de couleur jaune très foncée, qui, soumis à l'analyse, leur a fourni les matériaux constituants de la bile (1). Mais les faits relatifs à la présence du sang en nature dans les lymphatiques ne méritent pas la même confiance. M. Foderà dit qu'ayant intercepté une anse intestinale d'un lapin entre deux ligatures, après avoir pratiqué une incision à l'un des bouts, il a trouvé, quelque temps après, les vaisseaux chylifères provenant de l'endroit blessé remplis de sang. M. Lauth rapporte que, sur un jeune loup qui avait été tué d'un coup de feu à la poitrine, le sang épanché dans la cavité pleurale s'était fait jour dans les nombreux lymphatiques, que les glandes auxquelles ceux-ci aboutissent étaient à moitié pleines de sang, tandis que leur autre moitié conservait la teinte rose ordinaire et fournissait un liquide parfaitement incolore. Le même auteur dit que son père, examinant le cadavre d'un homme mort à la suite de la gangrène des extrémités inférieures, déterminée par une fracture comminutive des os des deux jambes, trouva les vaisseaux lymphatiques, dans tout leur trajet depuis les parties affectées, et même le canal thoracique, remplis

(1) *Recherches sur la digestion*, t. 2, p. 49-50.

d'une sanie ressemblant, par sa couleur noire et son odeur, à celle épanchée dans le tissu cellulaire des extrémités malades. M. Magendie parle d'une femme qui portait une énorme tumeur fluctuante à la partie supérieure interne de la cuisse, et à l'ouverture du corps de laquelle, en disséquant avec soin la peau qui couvrait cette tumeur, on découvrit des lymphatiques gros comme des plumes de corbeau, et remplis de matière puriforme, ainsi que les glandes de l'aine et les vaisseaux qui en sortaient. M. Foderà rapporte qu'à l'ouverture du corps d'une femme, aux régions inguinale et iliaque droites de laquelle une carie de l'os coxal avait déterminé de vastes abcès, on trouva les ganglions de l'aine et les vaisseaux lymphatiques qui s'y rendent remplis d'un liquide blanc, opaque, assez consistant, et en tout semblable au pus qui remplissait les nombreux abcès. Hodgkin dit qu'Astley Cooper a vu les lymphatiques d'un testicule atteints de fongus hématode et le canal thoracique pleins de matière cérébriforme blanche. Je pourrais multiplier les citations de faits analogues qui se présentent en foule dans les auteurs. Mais tous sont manifestement trop incomplets pour qu'on puisse se permettre d'en rien conclure. Jamais la présence des globules du sang dans la lymphe n'a été constatée par l'observation microscopique (1); leur vo-

(1) M. Magendie (*Précis élém.*, p. 210) dit que, dans certains cas, il y a

lume s'oppose à ce que, dans l'état normal et habituel, ils s'introduisent dans les vaisseaux lymphatiques. La présence du sang dans ceux-ci n'a jamais été conclue que de leur couleur rouge; mais cette couleur pouvait dépendre de l'absorption d'un liquide tenant en dissolution les matériaux décomposés du sang et notamment son principe colorant. Tout au plus serait-on admis à supposer que l'état morbide intervertit quelquefois le cours ordinaire des choses à cet égard, comme on voit sur certains cadavres les injections passer des artères dans les lymphatiques, quoiqu'il n'y ait point de communication patente entre ces deux ordres de vaisseaux. Quant au pus, les mêmes raisonnements lui sont applicables; les lymphatiques peuvent absorber du pus décomposé et dissous; mais le pus en nature ne saurait s'y frayer accès; les globules qu'il contient, et qui, d'après M. Weber, sont pour la plupart doubles de ceux du sang, s'y opposent.

Que conclure maintenant de toutes ces expériences, de toutes ces observations, en partie concordantes, en partie aussi contradictoires?

Il y a d'abord deux faits non contestés. Le premier est que les lymphatiques du mésentère ab-

si peu de différence entre la lymphe et le sang qu'il serait difficile de les distinguer. Cela est vrai, dans tous les cas, si l'on n'a égard qu'à la composition chimique; mais la présence des globules rouges distingue constamment le sang du chyle : seulement elle ne peut être constatée qu'avec le microscope, et il ne faut pas se borner à juger d'après la couleur.

sorbent, dans les intestins remplis du produit de la digestion, non pas le chyle lui-même, mais les matériaux organiques de ce liquide, quelquefois aussi des substances étrangères non altérées, mais toujours au moins à l'état de dissolution, comme certains sels, ou de division extrême, comme les corps gras. Le second est que les lymphatiques de toutes les parties du corps ramènent au cœur un sang qui diffère surtout de celui qu'apportent les artères en ce qu'il ne contient plus de globules rouges; or, puisqu'on n'a pu jusqu'à présent découvrir, malgré nos puissants moyens de grossissement, aucune communication entre leurs origines et les artères, ni les veines, ils ne peuvent s'emparer de ce liquide que par voie de ce qu'on est convenu d'appeler absorption, c'est-à-dire de ce phénomène organique dont nous connaissons les effets sans en avoir aperçu la cause.

Quant à la question de savoir si la faculté absorbante n'appartient qu'aux lymphatiques seuls, ou si ces vaisseaux la partagent avec les veines, elle me paraît moins difficile à résoudre qu'on ne l'a pensé. Je n'alléguerai point les animaux dépourvus de système lymphatique, et qui n'en absorbent pas moins bien, car il serait téméraire de fonder aucune induction sur des organismes si différents de celui des animaux vertébrés. Je n'invoquerai pas non plus la résorption de certains épanchements cérébraux, ni celle qui s'opère, à divers âges de la vie, dans le tissu osseux, ni celle enfin qui doit nécessairement suivre le travail de la nutrition dans l'encéphale et l'œil, parce qu'il est très possible, et même fort probable, que les os, le cerveau et l'œil possèdent des lymphatiques; mais il paraît aussi bien établi qu'on puisse espérer de le faire par la voie expérimentale; que, chez l'homme, les veines et les lymphatiques communiquent ensemble dans les glandes, comme, chez d'autres animaux vertébrés, ils le font d'une manière patente dans diverses parties du corps. La seule chose douteuse encore est la manière dont s'effectue cette communication. Tout porte à croire cependant qu'elle ne ressemble pas à celles qu'on découvre chez les oiseaux, les reptiles et les poissons, et qui ne diffèrent point, quant au mode, de la jonction du canal thoracique avec le tronc sous-clavier. Il paraît, sinon démontré, du moins plus que probable, qu'elle n'a lieu ni par des abouchements directs, que personne n'a vus, ni par des orifices béants à l'extrémité des deux systèmes, car aucun anatomiste non plus n'a rien observé de semblable, et, loin de là même, on sait parfaitement aujourd'hui que les capillaires sanguins, artériels et veineux, se continuent sans interruption les uns avec les autres, dans toutes les régions du corps où l'on a fait de fines injections. Dès lors c'est par une force absorbante, analogue à celle dont jouissent les radicules lymphatiques, que les veines doivent absorber le contenu de ces derniers vaisseaux dans les glandes. Mais, si toutes les probabilités se réunissent aujourd'hui en faveur de cette hypothèse, comment refuser aux veines la faculté d'exercer partout où elles existent un pouvoir qui leur paraît bien évidemment dévolu sur un point? La seule véritable difficulté consiste à déterminer les limites et les circonstances dans lesquelles l'un et l'autre systèmes déploient cette faculté; la direction donnée aux expériences et les faits acquis jusqu'à ce jour ne nous fournissent encore aucun moyen de la lever.

Quoi qu'il en soit, prendre au-dehors des substances propres à réparer les pertes qu'entraîne nécessairement la nutrition, ramener au cœur une portion du sang que celle-ci n'a point consommée, enfin faire rentrer dans la masse générale des liquides les matériaux de la trame intime des organes que le jeu des fonctions a mis hors d'état de servir davantage; telles sont les trois fonctions évidentes et habituelles du système lymphatique. Nous ne savons rien, ou presque rien, de la manière dont il les accomplit.

Une partie des aliments qui ont subi l'influence de la digestion est incontestablement absorbée par lui, tandis qu'elle parcourt le canal intestinal. On a vu que les villosités, dans le tissu desquelles naissent, en partie au moins, les radicules des lymphatiques, n'offrent aucune ouverture à leur surface, même quand on les examine avec le microscope. Nous ne pouvons donc pas admettre qu'elles pompent autre chose que des substances dissoutes, et cela au moyen des pores inapercevables qui existent entre les molécules de leur trame organique. En particulier, il ne nous est pas permis aujourd'hui de croire que les globules du chyle y pénètrent tout formés, car leur volume excède celui des globules du sang, que les lymphatiques n'admettent point. D'ailleurs, puisqu'on les voit eux-mêmes, on devrait pouvoir aussi découvrir les ouvertures qui leur livreraient passage. Cependant quelque près qu'on observe le chyle de la surface interne de l'intestin, on le trouve déjà trouble, c'est-à-dire chargé de globules. D'où proviennent donc ces globules? Ne craignons pas de dire qu'on l'ignore complètement. Deux hypothèses les expliqueraient. On pourrait supposer, avec M. Muller, qu'ils doivent naissance à un mode spécial d'association des éléments des liquides absorbés, ou, avec M. Dœllinger, qu'ils sont dus à des molécules détachées du tissu même des lymphatiques. Cette dernière opinion semble beaucoup moins admissible que l'autre, quand on considère le volume des globules du chyle, et leur quantité variable suivant la nature des aliments. Ce qui prouve d'ailleurs combien nous sommes loin encore de posséder toutes les données nécessaires pour résoudre ce problème compliqué et difficile, c'est que, si la nature des aliments semble exercer de l'influence sur l'apparence physique du chyle, qui est effectivement bien plus trouble et opaque chez les mammifères carnivores que chez les herbivores, d'un autre côté, cependant, on le trouve le plus souvent limpide chez les oiseaux (1), quel que soit leur genre de nourriture.

C'est à cette limpidité seule du chyle que M. Magendie a sans doute voulu faire allusion, quand il a dit (2) que s'il s'en rapportait à ses dissections, les mammifères et quelques reptiles seuls auraient un système chylifère et du chyle; car une telle proposition, si générale et si exclusive, prise à la lettre, ne peut sortir de la plume d'un physiologiste aussi distingué. Du reste, M. Magendie ne dit pas quels reptiles il a disséqués; mais la lymphe est incolore dans la grenouille selon M. Muller (3), blanchâtre dans la tortue et rougeâtre dans la couleuvre suivant M. Panizza (4); la lymphe observée par M. Muller provenait des cuisses; celle dont parle M. Panizza avait été fournie par le canal thoracique, et contenait par conséquent le produit de l'absorption intestinale ou le chyle.

Très probablement l'action des lymphatiques sur les substances du dehors est la même à toutes

(1) Muller, *Physiologie*, t. 1, p. 540.
(2) *Précis élém. de phys.*, t. 2, p. 188.
(3) *Physiologie*, t. 1, p. 245.
(4) *Sopra il systema linfatico dei rettili*, p. 32.

les surfaces communiquant avec l'extérieur ou constituant les parois de cavités intérieures, qu'à celle du tube alimentaire; mais, presque entièrement abandonnés ici par l'observation directe, nous sommes à peu près réduits aux ressources de l'induction, dont il ne faut user qu'avec ménagement. Trop d'exemples attestent qu'elles peuvent entraîner à de grandes erreurs. Ce sont elles, par exemple, qui ont conduit M. Collard de Martigny à supposer que la lymphe est un produit de l'absorption interstitielle, qu'elle résulte d'une digestion générale, comme le chyle de la digestion intestinale. On conçoit avec peine qu'un si singulier rapprochement ait pu se présenter à l'esprit.

Il est cependant un point sur lequel je crois devoir insister un peu, c'est l'absorption des gaz par les lymphatiques, que plusieurs physiologistes ont admise. M. Foderà, en particulier, a tenté quelques expériences à ce sujet; il a vu l'injection du gaz acide hydrosulfurique dans les intestins et la cavité abdominale d'un lapin, faire périr l'animal au bout de deux minutes; il a introduit dans la cavité péritonéale de plusieurs autres lapins des anses d'intestins plus ou moins longues, liées préalablement, et au-dedans desquelles il a poussé une certaine quantité du même gaz, dont l'influence n'a pas tardé à se prononcer. « La preuve évidente, » dit-il, que le gaz était absorbé ou avait traversé » l'intestin, c'est qu'il avait disparu de la cavité de

» ce dernier, quoique aucune déchirure n'existât ;
» mais nous avons trouvé l'intestin encore rempli
» en grande partie par un autre gaz qui l'avait rem-
» placé (1). » Puis il ajoute en note avoir vu l'injection de l'air atmosphérique produire les mêmes phénomènes, sauf toutefois de petits mouvements qui n'avaient pas lieu dans ce dernier cas, tandis qu'on les observait dans l'autre. Le seul narré de ces expériences suffit pour prouver qu'elles ont été faites trop légèrement pour qu'on puisse rien en conclure, et surtout qu'elles ne prouvent pas l'absorption du gaz acide hydrosulfurique, puisque après la mort on trouve encore dans l'intestin un gaz sur la nature duquel, à la vérité, l'auteur ne s'explique pas. L'absorption des gaz par les lymphatiques, que Mascagni avait été tenté d'admettre d'après quelques phénomènes de putréfaction sur des cadavres, ne méritait pas la longue réfutation que M. Panizza a pris la peine d'en faire (2). Comment la supposer un seul instant possible, quand on sait que la plus petite quantité d'air introduite dans les veines cause une mort prompte ?

Arrivé à l'extrémité des capillaires artériels, le sang, qui a perdu une certaine quantité de ses matériaux constituants, notamment de sa fibrine, s'y

(1) *Recherches expérimentales sur l'absorption et l'exhalation*, p. 12 et 13.

(2) *Sopra il systema linfatico dei rettili*, p. 34.

partage en deux portions (1). Tous ses globules s'introduisent dans les capillaires des veines (2). Quant au liquide qui les tenait en suspension, et dans lequel la fibrine est dissoute, avec l'albumine et différents sels, il revient en partie par le système veineux, en partie par le système lymphatique. Le passage dans les veines s'explique sans peine : il y a continuité entre ces vaisseaux et les artères, et un

(1) Il est manifeste que ce phénomène doit avoir lieu dans toutes les parties du corps; les lymphatiques du canal intestinal ne font donc pas exception, et, s'ils ont de plus que ceux des espaces interstitiels la faculté de prendre des substances au-dehors, ils la partagent avec tous ceux qui aboutissent aux surfaces. Ils doivent donc ramener aussi de la lymphe ordinaire, et le liquide qu'on trouve dans leur intérieur, quand le canal intestinal ne contient pas d'aliments, ne saurait être uniquement une espèce de chyle provenant de la digestion de la salive et des mucosités de l'estomac, comme semble le conjecturer M. Magendie.

(2) Il y a des parties où les artères se réduisent en ramifications assez déliées pour ne plus pouvoir admettre même une seule série de globules sanguins : telles sont les branches de l'artère centrale de la rétine qui vont gagner la face postérieure et le bord de la capsule du cristallin, et qui, d'après les mesures micrométriques de M. Treviranus, n'ont, chez l'homme, qu'un diamètre de 0,0053 à 0,0049 millim., tandis que celui des globules du sang est de 0,005 à 0,006 millim. M. Werneck (Voy. AMMON, *Zeitschrift fuer Ophthalmologie*, t. 4, cah. 1 et 2) a vu partir de ces branches un réseau vasculaire bien plus délié encore, qui se répand sur toute la partie antérieure de la capsule cristalline. M. Treviranus (*Beitræge zur Aufklærung der Erscheinungen und Gesetze des organischen Lebens*, p. 100) a observé un réseau analogue dans l'épithélium qui tapisse les anneaux de la trachée-artère du *Loxia pyrrhula*. et à la face interne du feuillet externe de la cornée transparente de l'homme. Or, il est clair que le fluide charrié par ces artères doit revenir dans le système veineux ; mais les veines qui le ramènent ne peuvent pas contenir non plus de globules sanguins. Il y a donc là des veines incolores et que leur excessive ténuité ne permettrait pas qu'on distinguât des vaisseaux lymphatiques.

très grand nombre d'entre eux conservent un diamètre suffisant pour admettre les globules. Mais nous n'avons rien de semblable pour expliquer celui dans les lymphatiques; nous sommes donc réduits à de simples conjectures, à supposer, par exemple, soit que les artères laissent transsuder leur contenu dans le parenchyme des organes, où les lymphatiques le reprennent, soit que ce contenu pénètre des unes dans les autres à travers le tissu des parois rapprochées à de très petites distances ou même en contact parfait. Cependant ce dernier passage n'est pas moins réel que l'autre; l'identité de composition du sang et de la lymphe, aux globules près, suffit pour le démontrer. D'ailleurs M. Muller a reconnu que quand le sang des grenouilles ne se coagule pas, ce qui arrive en été, toutes les fois que ces reptiles passent une huitaine de jours ou plus hors de l'eau, il ne se produit pas non plus de caillot dans leur lymphe. Nous devons regretter sans doute que des expériences comparatives exactes ne permettent pas d'indiquer les nuances de composition que doit très probablement présenter le sang après avoir subi ce partage entre deux ordres divers de vaisseaux efférents; mais il s'agit ici d'une question qui intéresse plus particulièrement l'histoire de la nutrition, et qui par conséquent ne se rattache pas d'une manière immédiate à notre sujet.

Nous savons bien moins encore sur la troisième

fonction du système lymphatique, celle de ramener dans la masse générale des liquides les matériaux usés et mis hors de service de la trame des organes. On ne peut guère douter qu'il n'en jouisse, puisqu'elle a pour résultat des phénomènes d'absorption. Peut-être même trouverait-on là l'explication des globules spéciaux dont M. Muller a constaté la présence dans la lymphe, avec laquelle il les a suivis jusque dans le sang. Mais le système lymphatique exerce-t-il cette fonction à lui seul, ou bien la partage-t-il avec les capillaires veineux?

Dans un point de physique animale qu'enveloppent tant et de si épaisses ténèbres, on ose à peine hasarder des conjectures. Les effets de la ligature du canal thoracique en autoriseraient peut-être quelques unes. Cette ligature est mortelle toutes les fois que le tronc commun du plus grand nombre des lymphatiques ne communique point avec d'autres veines que la sous-clavière; la mort arrive au bout de cinq ou six jours, suivant Dupuytren, neuf à dix d'après Astley Cooper, et quinze selon Duverney. Ne pourrait-on pas, par des expériences faites sur des animaux, en comparant le temps nécessaire pour amener la mort, d'un côté par l'abstinence forcée, et de l'autre par la ligature du canal thoracique, obtenir des données qui répandraient quelque lumière sur la portée du rôle que le système lymphatique joue dans la nutrition des organes? M. Magendie dit qu'il lui a semblé que la quantité de la lymphe augmente à mesure que le jeûne se prolonge. Un tel fait, qui d'ailleurs nous paraît plus que probable, aurait trop de portée pour qu'on ne s'empresse pas de l'étudier jusque dans ses plus minutieuses circonstances.

Les physiologistes ne se sont pas montrés avares d'hypothèses pour expliquer l'introduction des liquides dans les vaisseaux lymphatiques, ou, en d'autres termes, l'absorption; successivement ils ont admis une succion analogue à celle qu'exercent les sangsues ou les ventouses, une imbibition du genre de celle qu'éprouvent les éponges plongées dans l'eau, une attraction tantôt physique et tantôt chimique ou mixte, la compression du chyme par le resserrement de l'intestin, une sensibilité propre et une contractilité organiques insensibles gratuitement admises dans des bouches absorbantes qui n'étaient pas moins arbitrairement supposées, enfin, une sorte d'action électrique plus ou moins rapprochée de celle à laquelle on attribue les phénomènes d'endosmose et d'exosmose. Quelques unes de ces théories ne méritent pas même qu'on s'y arrête, et aucune n'est satisfaisante. Les radicules des lymphatiques ne se montrent pas plus passives que ne le sont les spongioles placées à l'extrémité des racines dans les végétaux; mais nous ne savons pas plus comment les unes agissent que comment les autres se comportent. Ce qui est certain seulement, c'est que les lymphatiques ne prennent pas tout sans distinction, qu'ils font un choix parmi les substances qui leur sont offertes, et que même, dans le nombre de ces substances, il en est fort peu qui n'éprouvent de leur part une modification dont nous ne connaissons pas non plus le mécanisme. Ce qui l'est encore, c'est que cette faculté n'a rien de commun avec aucune des forces qu'on voit agir dans les corps organiques. Ce qui l'est également, c'est qu'elle se dissipe avec moins de promptitude que les autres facultés organiques, qu'en particulier elle persiste souvent encore après l'abolition de l'irritabilité musculaire, et même l'extinction de la chaleur vitale. Cruikshank, Walter et M. Muller ont nié ou nient encore que les lymphatiques absorbent après la mort; mais les dénégations pures et simples, même venues de haut, ne peuvent rien contre des affirmations. Or, Mascagni assure avoir observé plus d'une fois ce genre d'absorption; il ajoute même qu'elle a ordinairement lieu dans un laps de temps qui varie de vingt-six à quarante-huit heures chez les enfants et les jeunes gens, et ne dure pas plus de six à huit heures chez les adultes. Schreger dit l'avoir remarquée sur un enfant mort depuis quarante heures; Sœmmering, sur un phoque tué depuis deux jours; Ontyd (1), sur un dauphin et d'autres animaux chez lesquels toute chaleur était éteinte. « Après

(1) *Diss. de causa absorptionis per vasa lymphatica*, p. 30.

» avoir vidé par la compression un ou plusieurs » vaisseaux chylifères chez un animal récemment » mort, dit M. Magendie (1), on les voit se rem- » plir de nouveau : on peut répéter plusieurs fois » de suite cette observation ; je l'ai faite souvent » deux heures après la mort de l'animal. » Mon honorable confrère pense qu'on peut conclure de là qu'il y a quelque chose de physique dans l'absorption du chyle. Cependant tous les tissus ne meurent point à l'instant précis où cesse la vie individuelle, et l'on conçoit qu'il doit y avoir une différence, eu égard à la promptitude avec laquelle les conditions de la vie s'évanouissent dans chacun d'eux, suivant l'âge des sujets, suivant aussi que ceux-ci succombent à une violence soudaine ou à une maladie par laquelle les ressorts de leur organisme ont été plus ou moins minés.

M. Weber a proposé, pour expliquer l'absorption, tant des veines que des lymphatiques, une hypothèse dont les éléments lui ont été fournis par l'expérience suivante d'Emmart (2) :

Si on lie l'aorte abdominale d'un animal, et qu'après avoir pratiqué deux incisions à la patte, on introduise dans l'une du cyanure ferroso-potassique, dans l'autre de la fausse angusture, les réactifs ne tardent pas à signaler la présence du cyanure dans l'urine, mais l'angusture ne mani-

(1) *Précis élémentaire de physiologie*, t. 2, p. 180.

(2) Meckel, *Archiv.*, t. I, p. 178, 179.

feste aucun de ses effets vénéneux, qu'on voit au contraire apparaître dès qu'on enlève la ligature de l'aorte. Cette expérience a été variée de la manière suivante par Schnell (1); il lia l'aorte d'un lapin entre les origines des artères mésentérique supérieure et crurale, de manière que le sang ne pût plus arriver à la patte; il attendit ensuite quelque temps pour que le sang de la patte revînt au corps : alors il insinua de l'upas dans une plaie faite à la cuisse; nul symptôme d'empoisonnement ne se prononça; au bout de huit heures, il délia l'aorte, et le poison produisit ses effets. Les mêmes phénomènes ont été observés par Schabel (2) et Westrumb (3).

Jusqu'ici les physiologistes avaient été fort embarrassés pour expliquer les résultats de cette expérience. M. Weber le fait par une série de suppositions (4). Il admet que l'absorption s'opère de deux manières, par une action mécanique des vaisseaux, et par une attraction qu'exerce le liquide contenu dans leur intérieur. Maintenant, comme les expériences qui viennent d'être rap-

(1) *Diss. sistory historiams veneni upas antiar.*; Tubingue, 1815, p. 31.

(2) *De effectibus veneni radicum veratri albi et hellebori nigri*; Tubingue, 1817, p. 17.

(3) *Physiologische antersuchungen ueber die Einsaugungskraft der venen*; Hanovre, 1825, p. 52.

(4) *De pulsu, resorptione auditu et tactu annotationes*; Leipsick, 1834. in-4°, p. 13.

portées établissent que certains poisons n'agissent point quand la circulation se trouve interrompue, tandis que cette circonstance n'empêche pas d'autres substances de pénétrer dans l'économie, il suppose que le premier des deux modes d'absorption appartient aux lymphatiques seuls, qui ne l'exercent que quand ils sont vides, et le second à tous les vaisseaux, sanguins ou même lymphatiques, pourvu qu'ils aient des parois minces, qu'un liquide remplisse leur intérieur, et que ce liquide exécute un mouvement progressif. Mais toutes ces hypothèses ne suffisant pas encore, il suppose de plus que les lymphatiques continuent à s'emparer des substances du dehors lorsque l'interruption de la circulation ne permet plus aux veines de le faire, mais que, parmi ces substances, les unes, telles que le cyanure ferroso-potassique, parviennent à s'introduire jusque dans la grande circulation, au lieu que d'autres, notamment celles de nature végétale, sont arrêtées par les glandes lymphatiques, qui les altèrent, les élaborent, les dénaturent, et les privent ainsi de leur propriété vénéneuse.

C'est là sans doute un des plus frappants exemples de la facilité avec laquelle on admet les hypothèses en physiologie, et même on les accumule au besoin. Nulle difficulté ne saurait arrêter quiconque est si prodigue de suppositions.

La force qui pousse la lymphe et le chyle dans

les lymphatiques n'est pas mieux connue que celle qui les y introduit. Ces vaisseaux n'exécutent point de contractions visibles, comme le supposait Blumenbach. On n'aperçoit, dit M. Muller, aucun mouvement, ni dans les villosités intestinales d'un lapin vivant, ni dans les lymphatiques du mésentère, ni dans le conduit auquel ils aboutissent tous. Bichat avait déjà fait cette remarque. MM. Tiedemann et Gmelin ont vu le canal thoracique insensible aux irritations mécaniques et chimiques, que Haller et Schreger avaient cependant prétendu exercer de l'action sur lui ; et M. Muller n'a pas été plus heureux en y appliquant la pile galvanique sur une chèvre. Cependant l'impulsion qui fait avancer la lymphe des branches vers les troncs est si considérable qu'après la ligature du canal thoracique, Autenrieth (1), M. Carus et M. Tiedemann (2) l'ont vue le distendre au point d'en déterminer la rupture, et M. Tiedemann, le contenu s'élancer sous la forme d'un jet par une ouverture qu'il y avait pratiquée. Il se passe donc là quelque chose d'analogue à ce qui s'opère dans les vaisseaux séreux des plantes. La propulsion du liquide paraît être déterminée en grande partie par la force initiale qui agit au moment même de l'introduction. Nous avons dit ailleurs que les phénomènes offerts par l'ouverture des animaux qui viennent de manger,

(1) *Physiologie*, t. 2, p. 15.

(2) Meckel, *Archiv.*, t. 4, p. 420.

annoncent clairement qu'un resserrement tonique des lymphatiques n'y est point étranger non plus. On a bien voulu y faire contribuer le jeu des organes, et surtout des vaisseaux artériels voisins, comme aussi l'influence du mouvement péristaltique des intestins, qui semble ressortir, en effet, d'une des expériences précédemment rapportées de M. Poiseuille; mais de telles circonstances sont trop éventuelles ou trop peu importantes pour qu'on puisse les ériger en cause générale, bien qu'elles ne soient peut-être pas toutes entièrement dénuées d'action. Il serait douteux, d'après M. Treviranus (1), que les espèces de cœur découverts par MM. Muller et Panizza chez les reptiles, exécutent des contractions qui favorisent le mouvement de la lymphe dans cette classe d'animaux. Cette opinion vient d'être réfutée par M. Muller, qui a découvert une épaisse couche de fibres musculaires dans les cœurs d'un serpent long de sept pieds, et qui leur attribue la fonction non seulement d'agir sur la lymphe en la comprimant, mais encore de l'attirer à la manière d'un corps de pompe, par l'effet de la disposition des valvules dont sont garnies leurs ouvertures de communication, tant avec les lymphatiques qu'avec le système veineux.

On a cherché, dans ces derniers temps, à éva-

(1) *Beitræge zur Aufklaerung der Erscheinungen und Gesetze der organischen Lebens*, p. 73.

luer la vélocité du mouvement de la lymphe. Tout ce qu'on a pu savoir, c'est qu'elle n'égale point à beaucoup près celle du sang.

M. Magendie dit qu'en incisant au cou le canal thoracique d'un chien de moyenne taille qui a mangé à discrétion des alimens animaux, il sort d'abord au moins une demi-once de liquide en cinq minutes, et que l'écoulement continue, mais beaucoup plus lentement, tant que dure la formation du chyle. M. Collard de Martigny, après avoir vidé le canal thoracique par la compression sur un lapin qui jeûnait depuis vingt-quatre heures, le vit se remplir de nouveau, une fois en sept minutes, et l'autre en huit minutes (1). Quelque incomplètes que soient ces notions, elles ont cependant un côté plein d'intérêt, si on les compare aux calculs approximatifs que j'ai établis précédemment par rapport à la rapidité de l'absorption en général ; elles sont effectivement un des plus forts argumens qu'on puisse alléguer en faveur de la participation des veines à cette dernière fonction, et c'est peut-être en cherchant à les compléter, comme aussi en les combinant avec les résultats des expériences que j'ai proposé de faire sur la comparaison entre les effets de la ligature du canal thoracique, et ceux de la mort par famine, qu'on parviendra enfin à dissiper toutes les incertitudes qui pèsent encore sur

(1) *Journal de physiologie*, t. 8.

une des plus belles et des plus importantes questions de la physiologie.

Les lymphatiques ne sont pas seulement des tuyaux de conduite. Le liquide qu'ils charrient subit de notables changements dans leur intérieur. Mais ici encore nous retombons dans ce vague pénible qui enveloppe toute leur histoire. Nous ignorons en quoi consistent les changements que la lymphe éprouve dans son trajet; tout ce qu'on sait, c'est qu'à partir de l'intestin, sa consistance et sa coagulabilité vont toujours en croissant jusqu'au canal thoracique, que très souvent, aussi, sa couleur tourne plus ou moins au rouge, que par conséquent la fibrine y augmente progressivement de quantité. Sous ce dernier rapport surtout, il y a une importante distinction à établir entre le chyle qui, au moment de son admission, paraît ne peu ou point contenir celui de fibrine, quoique M. Fohmann dise l'avoir trouvé coagulé en ouvrant le corps d'un chat sauvage, et le chyle des autres portions du système lymphatique abdominal, dans lesquelles cette substance s'accroît d'une manière sensible à mesure qu'on s'avance vers le système veineux. Mais à quoi tiennent ces effets? Est-ce à l'absorption d'une partie du contenu des lymphatiques par les veines? on peut le conjecturer, mais on n'en a pas la moindre certitude. Est-ce à des additions étrangères, venant principalement du système sanguin? On peut aussi le supposer, depuis les injections de M. Panizza, qui nous ont montré de si admirables réseaux vasculaires sur les parois des lymphatiques, depuis surtout les belles observations de M. Muller sur la composition de la lymphe; car, tous les lymphatiques du corps ramenant de la fibrine dissoute, on conçoit que la proportion de celle-ci aille incessamment en croissant, sans qu'il soit nécessaire d'admettre une conversion d'albumine en fibrine, que rien ne démontre, toute probable qu'elle est, et qui d'ailleurs ne s'effectue peut-être que sous l'influence de la respiration. Peut-être est-ce une des fonctions dévolues aux glandes lymphatiques de donner plus de développement à cette action du système artériel, dont le but direct et le mécanisme nous sont également inconnus, car on ne saurait croire que leur seul usage soit de mettre les systèmes lymphatique et veineux en rapport plus direct et plus intime l'un avec l'autre. En effet, MM. Tiedemann et Gmelin leur attribuent pour destination spéciale d'ajouter au chyle du cruor, c'est-à-dire, de la matière colorante rouge du sang; il est à regretter seulement que ces habiles observateurs n'aient point eu recours au microscope, sans les indications duquel, par rapport aux diverses sortes de globules, il n'est pas permis aujourd'hui de se prononcer sur la nature d'un liquide animal. Hewson et M. Tiedemann supposent la rate, la thyroïde et les capsules surrénales chargées de secréter un liquide très coagulable, qui se mêle avec le chyle et la lymphe pour en préparer l'assimilation, et Astley Cooper attribue à peu près les mêmes usages au thymus. Hewson et M. Tiedemann se sont principalement fondés sur la teinte rougeâtre des lymphatiques de la rate; mais cette teinte n'est pas constante; M. Muller l'a observée dans le bœuf, et M. Seiler aussi chez certains chevaux, mais non dans l'âne, la brebis, le cochon et le chien. Il est assez remarquable cependant que la rate, sans être bien nécessaire à la vie, puisque son extirpation n'entraîne aucune suite grave, existe chez tous les animaux vertébrés, à l'exception de quelques poissons qui en sont privés, comme les Myxines, selon M. Retzius, et les Heptatrèmes, d'après M. Muller. Il l'est également que Dupuytren et M. Mayer aient vu son ablation suivie, le premier d'un accroissement de voracité, et le second d'une augmentation de volume des glandes lymphatiques. Ce ne sont cependant point là des phénomènes ni assez importants, ni même assez constants, pour autoriser à admettre une hypothèse qui, sous quelque point de vue qu'on l'envisage, semble n'avoir aucune consistance.

CHAPITRE IV.

ANATOMIE PATHOLOGIQUE.

DISPOSITIONS ANORMALES DU SYSTÈME LYMPHATIQUE.

Il ne sera point question ici des simples variétés que l'on observe dans les ganglions et les vaisseaux afférents ; leur description est sans doute intéressante, mais elle appartient au domaine de l'anatomie descriptive. Nous nous bornerons à indiquer les anomalies les plus fréquentes : 1° des vaisseaux qui forment la citerne; 2° du réservoir de Pecquet; 3° du canal thoracique.

1° *Anomalies des vaisseaux lymphatiques qui forment la citerne.*

Une des anomalies les plus curieuses qui aient été publiées, est sans contredit celle que rapporte Sabatier (1). Sur trente-deux sujets examinés par lui, il s'en trouva deux chez lesquels les vaisseaux lymphatiques, formant ordinairement la branche gauche du canal thoracique, se rendaient dans une grosse poche oblongue qui ne communiquait avec le canal principal du chyle

(1) *Memoires de l'Académie des sciences*, ann. 1780, p. 606.

que par des vaisseaux dont le volume était fort peu considérable. Dans l'un des cas, la poche était moins grosse et beaucoup plus longue.

Le nombre des vaisseaux qui viennent se rendre dans l'extrémité inférieure du réservoir de Pecquet est très variable. Zeller (1), Wium (2), Haller (3), Sabatier (4), Meckel (5), Chaussier et Adelon (6), Cruikshank (7), établissent que, dans la grande majorité des cas, ils forment seulement trois troncs volumineux, tandis que Duvernoy (8), Bichat (9), J. Cloquet (10), E.-A. Lauth (11), H. Cloquet (12), Cruveilhier (13), affirment que le plus souvent cinq à six branches viennent s'ouvrir dans le réservoir du chyle.

Duverney (14) et M. Broc (15) indiquent quatre ou cinq troncs comme étant la disposition la plus fréquente. On a rencontré bien d'autres variétés;

(1) *Disput. anat. Halleri*, t. 1, p. 813.
(2) Haller, *Elementa physiologiæ*, t. 7, p. 215.
(3) *Elementa physiologiæ*., loc. cit.
(4) *Loc. cit.*, p. 605.
(5) *Anatom. descript.*, etc. (trad. de Jourdan et Breschet, t. 2, p. 578.
(6) *Dictionn. des sciences médic.*, vol. 21, p. 255
(7) *Anat. des vaiss. absorbants* (trad. de Petit-Radel), p. 321.
(8) *Vide Bohl, Disput. anatom. Halleri*, t. 2, p. 646.
(9) *Anat. de l'homme*, in-fol., vol. 4, p. 465.
(10) *Anat. descript.*, t. 4, p. 645.
(11) *Manuel d'anat. descript.*, p. 605.
(12) *Anat. descript.*, t. 2, p. 599.
(13) *Anat. descript.*, t. 3, p. 363.
(14) *Œuvres anatom.*, t. 2, p. 201.
(15) *Anatom. descript.*, v. 3, p. 730.

ainsi Santorini (1) a observé un cas dans lequel les vaisseaux du second ordre se réunissaient en un seul tronc avant de se rendre dans le réservoir de Pecquet; d'autres (2) les ont vus former deux branches volumineuses; quelquefois on a trouvé sept, huit (3), neuf (4), dix (5), douze (6) vaisseaux lymphatiques qui se jetaient directement dans la citerne.

Nous croyons devoir noter une circonstance qui est favorable à l'opinion de MM. Cruveilhier et Lauth. Dans ces derniers temps, les instruments et les procédés employés pour injecter les vaisseaux lymphatiques ayant été perfectionnés, il n'est pas étonnant que les anatomistes contemporains soient parvenus à rendre évidents un certain nombre des rameaux qui devaient souvent échapper à l'examen des anciens investigateurs.

2° *Des anomalies du réservoir de Pecquet.*

Il est bien peu d'organes, dans le corps humain, qui offrent un plus grand nombre de variétés, sous

(1) *Observ. anatom.*, p. 171.

(2) Salzmann, *Disput. anat. Halleri*, t. 1, p. 696. — Walther, *Disput. anat. Halleri*, t. 1, p. 760. — Albinus, *Annot. academ.*, lib. 4. p. 49. — Bohl, *Loc. cit.*, p. *id.*

(3) Haller, *Elementa physiol.*, vol. 7, p. 215.

(4) Portal, *Anat. descript.*, t. 3, p. 502.

(5) Meckel, *Anat. descript.*, loc. cit.

(6) Kohler, *Vide Meckel, Handbuch der pathologischen Anat.*, t. 1, p. 171.

le rapport de la forme, que le réservoir de Pecquet. L'anatomiste qui lui a donné son nom a décrit cette partie telle qu'elle existe chez le chien; mais il est rare dans l'homme de trouver une dilatation aussi considérable. Presque toujours, chez ce dernier, le réservoir consiste en un simple renflement ovalaire, plus ou moins volumineux, de l'extrémité inférieure du canal thoracique (1); aussi quelques auteurs font-ils observer avec raison que le chyle ne séjournant pas dans ce renflement, c'est à tort que Pecquet lui a donné le nom de *réservoir*.

Un grand nombre d'anatomistes disent que la citerne manque fréquemment. Parmi eux nous citerons Henninger (2), Santorini (3), Bohl (4), Narcisse (5), A. Haller (6), Portal (7), Meckel (8), Cruikshank (9) et M. Jules Cloquet (10).

M. Broc (11), au contraire, prétend que le canal

(1) Diemerbroeck, *Opera omnia anat.*, p. 50. Sabatier, *Loc. cit.*, p. 604. — Nuck, *Biblioth. anat.* de Manget, vol. 2, p. 851, fig. XXXI. — Salzmann, *Disput. anat. Halleri*, t. 1, p. 709. — Winslow, *Anat. descript.*, t. 3, p. 403. — Bohl, *Loc. cit.*, p. 645. — Meckel, *Loc. cit.*, (Anatomie descriptive.) — Cruveilhier, *Loc. cit.*, p. 364.

(2) *Disput. anat. Halleri*, t. 1, p. 756.

(3) *Loc. cit.*, p. 171.

(4) *Loc. cit.*, p. 645.

(5) *Disput. anat. Halleri*, tom. 1, p. 792, fig. I et III.

(6) *Disput. anat. Halleri*, t. 1, p. 796.

(7) *Loc. cit.*

(8) *Anat. descript.*, p. 578, vol. II.

(9) *Loc. cit.*, p. 320.

(10) *Loc. cit.*

(11) *Anatom. descriptive.* pag. 730.

thoracique « offre toujours une dilatation qui a reçu le nom de réservoir de Pecquet. »

Haller (1) dit avoir observé le réceptacle six fois sur vingt et un sujets ; cette observation est tout-à-fait opposée à l'opinion émise par M. Broc.

Haller (2) et M. Lauth (3) ont vu le réservoir remplacé par un simple plexus de vaisseaux lymphatiques.

On trouve dans les ouvrages sur l'anatomie quelques exemples de dilatations considérables de l'extrémité inférieure du canal thoracique, qui se rapprochent beaucoup du réservoir décrit par Pecquet. Cowper (4) a figuré, dans son ouvrage d'anatomie, une citerne très volumineuse. Nicolaï (5) et Bianchi (6) en ont rencontré aussi qui étaient très grosses.

Il est bon d'être prévenu, lorsqu'on étudie le canal chylifère, qu'il arrive quelquefois que l'extrémité inférieure de ce conduit est entourée de vaisseaux lymphatiques contournés, flexueux, réunis par du tissu cellulaire, et enveloppés d'une gaîne celluleuse, et que l'ensemble de ces parties simule assez bien la forme de la citerne ; mais on

(1) *Loc. cit.*, p. 216.
(2) *Loc. cit.*, p. 218.
(3) *Loc. cit.*, p. 605.
(4) Tab. 4, fig. 11.
(5) Vide Haller, *Elem. physiol.*, p. 216.
(6) *Historia hepatica*, t. 2, p. 901, tab. 3.

fait facilement disparaître ce prétendu réservoir, en enlevant la membrane qui le recouvre (1).

L'extrémité inférieure du canal du chyle est assez souvent bifurquée. Santorini (2) et Walter (3) en rapportent des exemples; la fig. III de Narcisse (4) peut être regardée comme un cas de citerne de Pecquet double. Dans la figure XXII de Nuck (5), la citerne n'est divisée qu'à sa partie inférieure.

Heuermann a trouvé un réservoir triloculaire (6).

Haller (7) et Diemerbroeck (8) citent des faits encore plus curieux. Ils assurent avoir observé deux ou trois citernes, desquelles partaient autant de canaux thoraciques, qui ne se réunissaient que dans la poitrine. Albinus (9) dit avoir vu les vaisseaux lymphatiques se réunir en deux troncs, qui pénétraient séparément dans le thorax en passant entre les piliers du diaphragme; ils se réunissaient ensuite, et venaient se jeter dans la sous-clavière gauche. Le réservoir du chyle naît le plus souvent au niveau des première, deuxième ou troisième ver-

(1) Sabatier, *Loc. cit.*, p. 604. — Portal, *Loc. cit.*, p. 503. — Meckel, *Loc. cit.*, p. 578. — Haller, *Loc. cit.*, p. 218.

(2) *Loc. cit.*, p. 135.

(3) *Loc. cit.*, p. 760.

(4) *Loc. cit.*

(5) *Loc. cit.*

(6) Vide Haller, *Physiol.*, loc. cit., p. 218.

(7) *Elem. physiol.*, p. 222.

(8) *Loc. cit.*, p. 50.

(9) *Loc. cit.*, p. 38.

tèbres des lombes, rarement au niveau de la douzième dorsale (1). Ces variétés sont peu importantes. Haller et Garengeot ont vu chacun un cas de citerne placée dans la poitrine (2).

Dispositions anormales du canal thoracique.

Comme les anomalies et les variétés que présente le canal thoracique sont très nombreuses, nous serons obligé, pour les décrire avec méthode, de les diviser en plusieurs sections.

Nous nous occuperons successivement :

1° De sa forme, de sa direction et de ses rapports.

2° Des *insulæ* qu'il offre sur son trajet.

3° De la manière dont il se termine dans le système circulatoire veineux.

4° Enfin des faits peu nombreux de division complète de sa partie supérieure, et des cas dans lesquels on a prétendu l'avoir trouvé double et triple.

1° Les variétés de forme sont très fréquentes. Ainsi on observe souvent des renflements plus ou moins nombreux, des étranglements, des inégalités, qu'il est difficile de décrire, tant ils sont variés. Un grand nombre d'anatomistes s'accordent pour dire que, pendant son trajet, le canal thoracique

(1) Sabatier, *Mémoires de l'Académie des sciences*, p. 604. — Meckel, *loc. cit.*, p. 578.

(2) *Physiologie* de Haller, p. 218.

présente de légères flexuosités; mais il est des cas où ce canal marche en droite ligne, au moins dans la première partie de son trajet. Cruikshank (1) prétend même que c'est la disposition ordinaire. Toujours est-il qu'au moment où le canal thoracique se dévie à gauche pour gagner la veine sous-clavière, il décrit une courbe très légère, qui est constante. Ce changement de direction a lieu à une hauteur très variable, chose qui, du reste, est fort peu importante.

Il faut bien se garder de confondre les flexuosités dont nous venons de parler avec les courbures plus ou moins prononcées qu'on observe dans le cas de déviation de la colonne vertébrale. Le canal se trouve alors entraîné avec les autres vaisseaux par l'axe osseux qui lui sert de soutien. On rencontre dans les auteurs un assez grand nombre de canaux thoraciques très flexueux, et la figure 1re de la dissertation de Velse (2) en est un exemple remarquable. Il arrive souvent que le canal thoracique s'élève jusqu'à la sixième vertèbre cervicale, ou même un peu au-dessus, avant de se recourber pour venir se jeter dans la veine sous-clavière. D'autres fois, au contraire, il parvient seulement au niveau de ce vaisseau. En général, il s'insère sur la paroi supérieure et un peu postérieure de la veine, à l'endroit où la jugulaire

(1 *Loc. it.*, p. 328.

(2 *Disput. anat. Halleri*, t. 7, 154.

vient se terminer; mais, dans quelques cas, c'est un peu plus bas, un peu plus en dehors, ou enfin un peu plus en dedans, que se fait la jonction. Dans l'état ordinaire, le canal qui nous occupe a ses deux tiers inférieurs placés au côté droit de l'aorte, à gauche et un peu en avant de la veine azygos. Albinus (1) affirme l'avoir trouvé derrière l'aorte, tandis que quelques auteurs l'ont vu passer au-devant (2).

Ses rapports avec les vaisseaux intercostaux ne sont point indiqués dans les ouvrages d'un grand nombre d'auteurs modernes.

Ordinairement ces vaisseaux sont placés derrière le conduit thoracique (3). Dans la figure qui est annexée à la thèse de Saltzmann (4), ils passent devant le canal du chyle. Haller (5) dit qu'ils sont tantôt devant, tantôt derrière.

Aux anomalies de rapports que nous avons déjà indiquées, nous joindrons le fait suivant, tiré de l'excellent ouvrage de M. Cruveilhier (6). Un rameau volumineux, qui n'est pas généralement décrit dans les manuels d'anatomie, sort du foie, traverse le diaphragme par une ouverture parti-

(1) *Loc. cit.*, p. 40.
(2) *Loc. cit.*, p. 219.
(3) Haller, *Loc. cit.* — Sandifort, lib. 2, p. 137.
(4) Page 718, fig. 1.
(5) *Disput. anat. Halleri*, p. 797. vol. 1.
(6) *Loc. cit.*, p. 365.

culière, et vient se rendre dans le canal chylifère. Le professeur que nous venons de citer a vu ce tronc croiser le canal thoracique, au-devant duquel il était placé, et qu'il égalait en volume, et venir se jeter dans ce conduit au niveau de la cinquième vertèbre dorsale.

2° *Insulæ* du canal thoracique.

Nous décrirons sous ce nom les bifurcations passagères du canal thoracique, dont les branches se réunissent après un trajet plus ou moins long, en circonscrivant entre elles un espace auquel Haller (1) donne le nom d'*insula*, que nous avons adopté. Cette disposition s'observe si souvent que Cruikshank l'a décrite comme étant la plus fréquente (2).

L'étendue et le lieu qu'occupent ces *insulæ* sont très variables; ordinairement elles sont allongées, et offrent une forme ovale ou losangique; mais presque constamment les extrémités de leur grand diamètre se terminent par un angle très aigu.

On les observe plus fréquemment dans la région moyenne du canal thoracique, mais il n'es pas rare d'en trouver près de son extrémité supérieure.

(1) *Physiologie*, p. 220.

(2) *Loc. cit.*, p. 330.

On voit dans quelques cas un (1) ou plusieurs ramuscules anastomotiques transversalement placés, ou plus ou moins obliques, qui vont d'un côté de l'*insula* à l'autre, et font communiquer entre elles les deux branches qui la circonscrivent. D'autres fois le canal se divise en plusieurs rameaux, qui convergent bientôt les uns vers les autres, se réunissent et donnent naissance à une *insula* double ou multiple.

Dans d'autres cas il n'existe d'abord que deux branches : l'une d'elles reste simple, tandis que l'autre se divise, se subdivise et forme des *insulæ* secondaires, puis les ramuscules se rassemblent en un seul tronc, qui vient se joindre à la branche restée simple (2).

Il arrive quelquefois que plusieurs *insulæ* se trouvent placées l'une au-dessus de l'autre.

Nous terminerons la description de ces anomalies en donnant un extrait de l'observation de Bohl, qui est fort intéressante (3): Le canal thoracique commence inférieurement par un renflement assez considérable, offrant de nombreux étranglements qui lui donnent une figure moniliforme assez marquée; presque immédiatement au-dessus du diaphragme, il se divise en trois ou quatre

(1) Henninger, *Loc. cit.* p. 755. (Voir la planche.)

(2) Velse, *Disput. anatom. Halleri*, p. 154, fig. 2. vol. 7.

(3) *Disput. anatom. Halleri*, t. 1, p. 666 et 684, fig. 1.

rameaux, qui s'anastomosent, s'entre-croisent, se renflent, puis deviennent plus grêles, et forment une foule de flexuosités tellement irrégulières qu'il est impossible de les décrire. Vers la partie moyenne de la colonne dorsale, ces rameaux s'unissent en deux troncs volumineux, qui bientôt après se subdivisent et s'anastomosent de nouveau. Les divisions placées à gauche, transformées en ramuscules excessivement ténus, se jettent dans la branche droite, au niveau de la première vertèbre dorsale. Le tronc qui en résulte forme une *insula* peu étendue; il monte jusqu'à la sixième vertèbre cervicale, puis se recourbe en bas et en dehors, pour venir se jeter dans la veine sous-clavière, à l'embouchure de la jugulaire.

3° Terminaisons du canal thoracique dans le système veineux.

Le plus ordinairement, le canal thoracique vient s'ouvrir par un seul tronc dans la veine sous-clavière, à l'endroit où ce vaisseau reçoit la jugulaire; il lui arrive quelquefois de se diviser en deux ou plusieurs branches; dans d'autres cas, il aboutit à une veine autre que la sous-clavière. Nous allons ajouter l'indication de quelques anomalies à celles que nous avons déjà énumérées précédemment.

A. Mascagni a figuré, dans ses planches sur le

système lymphatique, un renflement qui existe assez rarement à l'extrémité supérieure du canal thoracique. Il paraîtrait, au dire de Portal (1), que cette dilatation aurait été prise par Bils pour un second réservoir du chyle.

B. Il n'est pas rare de voir le canal thoracique se diviser en deux branches près de l'endroit où il se rend dans la veine sous-clavière, et s'ouvrir dans ce vaisseau par deux orifices séparés, plus ou moins éloignés l'un de l'autre (2). Saltzmann (3) et Narcisse (4) ont décrit chacun un cas dans lequel les deux branches offraient une dilatation en forme d'ampoule.

On a vu très rarement le canal thoracique partagé en trois (5) ou quatre (6) rameaux qui s'abouchaient dans la sous-clavière.

Lorsque les insertions du canal du chyle sont multiples, ou qu'il existe des *insulæ* à sa partie supérieure, presque toujours les branches offrent une longueur inégale, et la plus longue décrit une courbe plus ou moins considérable, tandis que la plus courte marche presqu'en ligne droite (7).

(1) *Anatomie humaine*, vol. cit., p. 507.

(2) Saltzmann, p. 718, fig. 1. — Meckel, *Loc. cit.*, t. 2, p. 579. — aller, *Loc. cit.*, p. 221.

) *Loc. cit.*, p. 718, fig. 11.

(4) Narcisse, p. 792, fig. 11.

) artholin, *Biblioth. anat.* de Manget, p. 712, fig. vi.

( ) Sandifort, lib. 2, p. 137.

) altzmann, *Loc. cit.* — Haller, p. 221.

C. Il est bien peu d'anatomistes qui aient vu le canal thoracique se terminer par un seul tronc dans la veine jugulaire. Portal (1) en cite un exemple, d'après Cowper. M. Richerand (2) dit aussi que le canal du chyle peut se jeter isolément dans la jugulaire.

On voit plus fréquemment le canal du chyle se partager en deux branches, dont l'une se rend à la jugulaire, l'autre dans la sous-clavière gauches (4); lorsqu'il existe trois divisions, tantôt c'est la jugulaire, tantôt au contraire c'est la sous-clavière qui en reçoit deux (4).

D. La communication entre le canal thoracique et la veine azygos est un fait rare, mais bien démontré. Albinus (5) raconte qu'en faisant une injection dans le canal thoracique, il a vu le liquide passer dans la veine azygos. Sandifort (6) a constaté chez un sujet l'existence d'un rameau anastomotique qui unissait l'azygos au canal du chyle.

Mertrud, qui a fait un grand nombre d'injections des vaisseaux lymphatiques, a plusieurs

(1) *Loc. cit.*, p. 506.

(2) *Nouveaux éléments de physiol.*, (1804), p. 271.

(3) Bichat, *Loc. cit.*, p. 467. — Mascagni, pl. XIX et XXI.

(4) Mascagni, *Hist. vasor. lymph.*, p. 52. — Bichat, *Loc. cit.*, p. 467. — Cruveilhier, *Loc. cit.* p. 365.

(5) *Loc. cit.*, lib. 4, p. 39.

(6) *Loc. cit.* lib. 2, p. 138.

fois constaté la communication que nous venons de signaler (1).

Un fait très intéressant du même genre a été publié par le professeur Wutzer (2).

Il a trouvé sur une femme morte phthisique : 1° une communication peu importante du canal thoracique avec une veinule.

2° Un rameau anastomotique qui, allant de la veine azygos dans le canal précédent, permettait à l'air de passer facilement de l'un de ces vaisseaux dans l'autre, lorsqu'on pratiquait l'insufflation.

3° Le rameau précédent naissait au niveau de la huitième veine intercostale, et, au-dessus de ce point, le canal thoracique, qui suivait son trajet ordinaire, était tellement contracté que l'air insufflé ne trouva plus de passage.

E. Gayant, Pecquet et Perrault disent avoir trouvé, sur le cadavre d'une femme morte en couches, une *communication* entre le canal du chyle et les veines lombaires qui, chez ce sujet, s'ouvraient dans les veines émulgentes. Mais cette observation n'est pas accompagnée de détails anatomiques suffisants pour la rendre authentique (3).

(1) *Mémoires présentés à l'Académie des sciences*, tom. 3 (an 1760), p. 157.

(2) J. Muller, *Archiv. fuer Anat.*, 1834, cahier IV, p. 311.

(3) Voy. les *Œuvres de physique* de Claude Perrault, p. 133, et les *Mémoires de l'Académie des sciences*, vol. 10, p. 462.

Les faits cités par Mertrud méritent plus de confiance; il affirme dans un Mémoire présenté à l'Académie des sciences, avoir vu des rameaux d'anastomose entre le canal thoracique et les veines lombaires (1).

F. Enfin, Haller rapporte que Bartholin a vu le canal du chyle envoyer une branche dans la veine cave (2).

4° Bifurcation de la partie supérieure du canal thoracique dans la plus grande partie de son étendue. Exemples de canaux doubles et triples.

La division de la moitié ou du tiers supérieur du canal thoracique n'est pas très rare; un assez grand nombre d'auteurs en ont parlé. Dans tous les cas que l'on a rencontrés, l'une des branches se rendait à la sous-clavière gauche, l'autre venait gagner la sous-clavière droite (3), et parfois on a vu cette seconde branche se jeter dans le canal thoracique droit (4), disposition regardée par Meckel comme l'effet d'une dilatation du rameau anastomotique qui, d'après lui, se rendrait d'un canal thoracique à l'autre (5).

(1) *Loc. cit.*, p. 156.

(2) *Loc. cit.*, p. 223.

(3) Diemerbroeck, p. 50. — H. Cloquet, *Anat. descr.* t. 2, p. 599. — E.-A. Lauth, p. 606. — Cruveilhier, p. 565.

(4) Lauth, *idem.* — Cruveilhier, *idem.* — Richerand et Bérard, *Physiologie*, vol. I, p. 356.

(5) Meckel, t. 2, p. 581.

L'existence de deux canaux thoraciques complètement isolés l'un de l'autre, est excessivement rare; presque toujours ils s'anastomosent plus ou moins largement, ou bien ils se confondent dans quelqu'un de leurs points (1).

Cruikshank (2) a préparé, pour le cabinet de Hunter, une pièce sur laquelle on voyait deux canaux thoraciques, dont l'un s'insérait dans la veine sous-clavière droite, et l'autre dans la gauche.

Haller (3) a rencontré un double canal thoracique, dont les deux troncs s'ouvraient isolément dans la veine sous-clavière droite.

Aux faits précédents, nous ajouterons ceux qui sont cités par Winslow (4), Duvernoi (5) et Sœmmerring (6).

Cruikshank (7) dit avoir vu *un canal triple ou à peu près.*

5° Insertion du canal thoracique dans la veine sous-clavière droite.

On connaît bien peu de cas d'insertion du canal thoracique dans la veine sous-clavière droite; mais alors le plus souvent il existe à gauche un grand tronc lymphatique analogue à celui qui se

(1) Lenoble, *Vide Haller*, p. 222.
(2) *Loc. cit.*, p. 335.
(3) *Loc. cit.*, p. 224.
(4) Tom. 4, p. 61.
(5) *Vide Haller*, p. 222.
(6) *Vide Meckel*, p. 487, vol. cit.
(7) *Loc. cit.*, p. 335.

trouve à droite dans l'état naturel (1), ce qui a autorisé plusieurs anatomistes à considérer cette anomalie comme un commencement d'inversion des organes (2).

Anomalies du canal thoracique droit.

Elles sont assez fréquentes. Le plus souvent il existe un tronc unique, volumineux, qui vient se jeter dans la sous-clavière droite. Mais il n'est pas rare de voir quelques uns des vaisseaux lymphatiques du cou s'ouvrir isolément dans la jugulaire. M. Cruveilhier (3) assure que le tronc commun manque quelquefois, et alors les lymphatiques qui d'ordinaire le constituent par leur réunion, vont s'ouvrir isolément dans les veines voisines.

La planche XXVII de l'ouvrage de Mascagni (4) sur les vaisseaux lymphatiques de l'homme, nous montre un exemple de division du canal thoracique, qui s'ouvre dans la sous-clavière droite par deux troncs isolés.

Nous terminerons cette énumération des dispositions insolites du système lymphatique par l'analyse de trois observations très intéressantes, dans lesquelles on trouve rassemblées la plupart

(1) Cruveilhier, *Loc. cit.*, p. 366. — Meckel, v. 2, p. 581.

(2) Meckel, *idem.*

(3) *Loc. cit.*, p. 336.

(4) *Loc. cit.*, fig. 4.

des anomalies que nous avons indiquées isolément.

Première observation.

Dans le premier cas, qui est rapporté par Narcisse (1), le canal thoracique n'offrait à son origine aucune dilatation ; il recevait dans cet endroit quatre à cinq branches volumineuses, qui présentaient des renflements très remarquables. Après un trajet très court, il se divisait en deux rameaux, qui bientôt se rejoignaient, en circonscrivant une *insula*. Il recevait, dans cette première partie de son trajet, plusieurs branches volumineuses; puis le tronc montait, sans se diviser, jusqu'à la première veine intercostale : alors, il formait une nouvelle *insula ;* enfin il se divisait une troisième fois, et l'une de ses branches, plus externe, venait s'ouvrir dans le lieu ordinaire, tandis que l'autre allait s'insérer sur la sous-clavière, en dedans de la veine jugulaire interne.

Deuxième observation.

La deuxième observation est tirée de la dissertation de Velse (2) : ce médecin a trouvé, sur le cadavre d'un vieux sujet, une disposition flexueuse vraiment extraordinaire. Le canal thoracique of-

(1) *Disput. anat. Halleri*, tom. 1, p. 791, fig. 1.

(2) *Disput. anat. Halleri*, vol. 7, p. 147, an (1740), fig.

frait, à son origine, une dilatation peu considérable, et bientôt après il se divisait en deux troncs séparés par une simple fissure; un peu au-dessus du tronc cœliaque les deux branches se réunissaient. A peine entré dans la poitrine, le canal se divisait de nouveau ; la branche supérieure, plus volumineuse, formait quelques tortuosités et se dirigeait un peu obliquement à gauche; dans ce trajet, elle supportait pour ainsi dire le second rameau qui formait une foule d'anses, d'entortillements inextricables, placés sur son côté gauche; enfin les deux branches se réunissaient en un seul tronc. Le canal changeait alors de direction ; il se portait à droite et en haut, se recourbait ensuite en bas et à gauche, en formant une arcade à convexité supérieure, puis il descendait presque jusqu'au diaphragme. Dans ce trajet, il présentait un renflement, une espèce d'ampoule très remarquable. On le voyait ensuite se relever et suivre le trajet ordinaire.

Il résultait de là deux grandes courbures, qui augmentaient de beaucoup la longueur du canal thoracique.

Troisième observation.

Dans ce dernier cas (1), observée sur un jeune enfant, la disposition du canal thoracique était encore plus compliquée. Son extrémité infé-

(1) Velse, *Loc. cit.*, fig. II.

rieure n'offrait pas la moindre trace de dilatation. Arrivé dans le thorax, il se divisait en deux branches. La branche droite suivait la direction primitive, tandis que la branche gauche se dirigeait en dehors, en passant au-devant de l'aorte; à une distance assez grande de ce vaisseau, elle remontait obliquement à droite et en haut, et se partageait en une foule de branches anastomosées entre elles et qui circonscrivaient des *insulæ* secondaires; puis ces divers rameaux s'étant réunis en un seul tronc, celui-ci formait un tour de spirale, après quoi il venait rejoindre la branche droite, en circonscrivant ainsi une grande *insula* de forme irrégulièrement triangulaire.

Le tronc unique s'élevait alors jusqu'à la partie supérieure du thorax, et dans cet endroit fournissait un rameau anastomosé avec une branche de la veine azygos, qui se divisait lui-même dans une petite étendue pour former une *insula* très peu considérable. Quant au tronc principal du canal, il se dirigeait vers la veine jugulaire interne gauche, dans laquelle il s'ouvrait par deux orifices distincts.

Si l'on fait attention que la veine azygos, dans la figure de Velse, communique avec la rénale gauche, et qu'elle envoie un rameau d'anastomose au canal thoracique, on concevra que les injections poussées dans ce dernier auraient pu passer dans la veine azygos, la veine rénale et la veine cave;

l'absence de valvules aurait favorisé ce passage. Pecquet et Perrault n'auraient-ils pas eu affaire à une anomalie de ce genre ?

Du reste, cette réflexion ne s'applique nullement à Mertrud, qui avait eu soin de lier la veine azygos.

Lésions organiques.

Anatomie pathologique du système lymphatique.

Les altérations du système lymphatique présentent cinq variétés principales ; 1° les lésions physiques de tissu, parmi lesquelles se trouvent : les dilatations, les coarctations, les plaies ; 2° l'inflammation aiguë et chronique des ganglions et vaisseaux lymphatiques, 3° les dégénérescences tuberculeuse, encéphaloïde et mélanique ; 4° les productions morbides, osseuses, cartilagineuses et fongueuses ; 5° les altérations de la lymphe.

Dilatations. Les lymphatiques éprouvent quelquefois une dilatation telle que leurs rameaux les plus déliés peuvent égaler en capacité le canal thoracique lui-même (1). Sœmmerring (2) en a vu un exemple sur la cuisse d'une femme, dont le genou était ankylosé : les vaisseaux lymphatiques du membre malade se trouvaient tellement distendus, qu'il suffisait d'une

(1) Bichat, *Dernier cours d'anat. pathol.*, p. 299.

(2) *De morbis vasorum absorbent.*, p. 44.

simple piqûre pour en faire sortir la lymphe. La dilatation considérable des vaisseaux lymphatiques dont parle Wrisberg, reconnaissait pour cause la présence d'une tumeur dans l'abdomen. Les vaisseaux lymphatiques du poumon (1), du foie (2), et même de la conjonctive (3), peuvent aussi se dilater à un haut degré.

Cette dilatation des vaisseaux lymphatiques se montre quelquefois sous une forme variqueuse, ou bien les petites tumeurs qui en résultent ont l'aspect des hydatides (4). C'est surtout dans le canal thoracique que la dilatation partielle peut être portée très loin. Baillie (5) dit avoir vu un conduit thoracique aussi gros qu'une veine sous-clavière.

Voici un exemple remarquable d'expansion morbide des vaisseaux lymphatiques. Nous le devons à l'obligeance de M. le docteur Amussat. Cette observation est intéressante sous le rapport de la difficulté qu'a présentée le diagnostic et relativement à la nature même de l'altération.

Dans le cours du mois d'octobre 1829, M. Amussat a présenté à l'Académie une pièce d'anatomie pathologique recueillie sur un jeune homme de dix-neuf ans, bien constitué, bien

(1) Mascagni, *tab.* XX, H H, *tab.* XXI.
(2) Bichat, *Loco cit.*
(3) Schreger et Tilesius, *Vid. Beitraege*, Theil. I, in fin.
(4) Meckel, *Handbuch der pathologischen Anatomie*, t. 2, p. 260.
(5) Baillie, *Anat. path.*, trad. Guerbois, p. 87.

musclé, et qui mourut dans l'espace de vingt-quatre heures. Ce jeune homme, natif de l'île Bourbon, portait à chaque aine une tumeur assez considérable, qui s'était développée d'elle-même un an auparavant. Arrivé en France, il résida cinq ans à Saint-Malo. Dans cette ville on lui conseilla l'application d'un bandage herniaire double, pour s'opposer à un plus grand développement des tumeurs. Il vint à Paris dans les premiers jours du mois de novembre 1829, et fit de fort longues courses, qui le fatiguèrent considérablement. En rentrant chez lui le soir, ce jeune homme avait l'habitude d'ôter son bandage pour obtenir un soulagement, qu'il éprouvait quelquefois en se couchant sur le ventre. On doit remarquer cependant qu'il ne pouvait marcher sans le secours de l'appareil compressif, car les tumeurs devenaient alors beaucoup plus douloureuses. Le 6 octobre il se portait fort bien le soir; le lendemain matin, des douleurs très vives se firent sentir sous le sein droit et dans le pli de l'aine: respiration difficile, toux sèche, face injectée, céphalalgie, fièvre, élancements dans les tumeurs.

L'état du malade s'aggrava; langue pâle, décolorée, se desséchant graduellement; sensibilité épigastrique très prononcée; point d'envies de vomir; point de hoquets; point d'évacuations alvines; respiration anxieuse, saccadée; les mots sont mal articulés pendant l'expiration; le point de côté a presque disparu ; son mat du côté droit, en bas; sensibilité exquise des tumeurs; rougeur du côté gauche, à l'endroit occupé par la pelote ; urines rouges, briquetées; facultés intellectuelles parfaites, lorsqu'on interroge le malade ; cependant parfois léger délire ; pupilles dilatées; pendant la nuit, délire, anxiété extrême ; le malade veut se lever, et frappe sa garde ; le matin la peau des tumeurs est plus rouge; on y sent de la fluctuation ; ballonnement du ventre: le corps devient livide, et conserve l'empreinte des doigts.

M. Amussat fut appelé à dix heures du matin; le malade était alors dans un abattement extrême ; couché sur le dos, la bouche béante et la face violacée ; il se plaignait de douleurs dans le ventre, de difficulté de respirer ; ses idées étaient incohérentes, et il répondait avec peine aux questions qui lui étaient adressées ; le ventre était fort sensible, et même plus douloureux au toucher que les tumeurs. Au moment où on se disposait à agir, le malade mourut.

La nécropsie fut faite vingt-quatre heures après la mort, en présence de MM. Rivière, Grimaud, Delaunay, etc. Les tumeurs, quoique déjà affaissées depuis la mort, furent moulées en plâtre, et présentées à l'Académie.

Nombreuses vergetures sur divers points de la surface du corps ; décomposition putride ; la peau en général est ecchymosée ; celle des extrémités inférieures est d'une teinte violette foncée. Une membrane mince couvrait les tumeurs, qui portaient l'empreinte du bandage. Après avoir enlevé cette membrane, on découvrit un sac noueux, irrégulier comme les vésicules spermatiques ouvertes. Ce sac donna issue à une matière puriforme infecte.

La cavité abdominale contenait une assez grande quantité de sérosité sanguinolente, mais point de pus ; nulle trace de péritonite. La dissection des tumeurs permit de s'assurer qu'il n'y avait pas de hernie intestinale, ni épiploïque. Du côté gauche, le kyste contenant le pus s'étendait dans la gaîne crurale, jusqu'au tiers inférieur de la cuisse. La collection purulente se prolongeait moins bas de l'autre côté, mais elle passait également sous l'anneau crural, qui n'était pas très dilaté. Le péritoine ayant été enlevé du côté gauche, on découvrit un foyer dont le pus semblait avoir fusé jusque dans les tumeurs.

On trouva aussi du pus dans la poitrine, qui, en outre, du côté droit, contenait au moins une livre de sérosité, aussi rouge que du sang pur. Le côté gauche renfermait peu de ce liquide. Le poumon droit, gorgé de sang noir et spumeux, était adhérent à sa partie supérieure.

Après avoir renversé les viscères thoraciques, on découvrit des vaisseaux lymphatiques qui étaient évidemment malades. On continua la dissection de ces canaux, dont le développement était tel, qu'on put les dilater avec un soufflet de cuisine. On en reconnut l'embouchure dans la veine sous-clavière.

On lia une portion assez considérable de vaisseaux insufflés, le long du trajet de l'aorte, et on pensa que des ouvertures fort larges, imitant des aréoles du tissu cellulaire, n'étaient autre chose que des vaisseaux lymphatiques dilatés.

Les masses iliaque et crurale des vaisseaux lymphatiques furent insufflées avec un chalumeau de paille, puis liées, et l'on découvrit une énorme dilatation crurale, semblable à un petit sac herniaire.

Une autre observation aussi remarquable qu'extraordinaire, fut faite dans cette autopsie : c'est que les *ganglions iliaques* avaient disparu, et paraissaient avoir été remplacés par des vaisseaux lymphatiques. On ne remarqua aucune communication directe avec les veines. Le cœur, les artères et les veines, le foie, le pancréas, la rate, les reins et la vessie, ne présentaient rien de remarquable. Les vésicules spermatiques étaient larges et flasques; vaisseaux très injectés; arborisation persistante; sérosité en petite quantité dans les ventricules du cerveau.

B. Rétrécissements. —Les vaisseaux lymphatiques peuvent se rétrécir dans presque toute l'étendue du système. Hallé (1), examinant les vaisseaux lympha-

(1) *Mémoires de l'Institut*, vol. 1, p. 536.

tiques d'une femme morte dans un état complet de marasme, au lieu de ramifications vasculaires, ne trouva, même dans les régions inguinales, que des filaments secs, résistants, d'un blanc mat, et ressemblant à des filets nerveux; de distance en distance, on remarquait de petits renflements, derniers vestiges des ganglions. Il est facile de concevoir que des vaisseaux lymphatiques soumis à une pression se rétrécissent, s'oblitèrent, et finissent par disparaître. Dans quelques cas d'anévrismes de l'aorte, le canal thoracique a été oblitéré (1) et même détruit.

C. Solutions de continuité.— Les *plaies* des vaisseaux lymphatiques ont été, dès 1696, le sujet des observations de Muys (2), et en 1783 Nuck (3) les a étudiées avec soin. L'effet immédiat qui résulte de la blessure des lymphatiques situés superficiellement, est l'écoulement d'une certaine quantité de lymphe. Dans quelques circonstances, cet écoulement a pu se prolonger très long-temps, et sans que le travail naturel de la cicatrisation se manifestât (4).

(1) *Traité de l'auscultation*, vol. 2, p. 714.

(2) Muys, *De vulnere vasculi lymphatici in Prax. med. chirurg.*, déc. 6, obs. 3, p. 240.

(3) *De vulneribus vasorum lymphat.*, cap. 24.

(4) Haller, *Elem. physiol.*, libr. 2, sect. prima. — Van Swieten, *Comment. in Boerh. Aphorism.*, t. 4, p. 166. — Kerkring, *Spicilegium observationum*, p. 173. — Nasse, *Archive fuer medicinisch Ehrfarung*, vol. 1, an. 1817, p. 377.

Au rapport de Ruysch (1), un médecin ayant ouvert un bubon, il s'écoula pendant plusieurs jours une telle quantité de sérosité, qu'on fut obligé de recourir à la compression. Ce cas, inscrit sous le titre de plaie des vaisseaux lymphatiques, mérite-t-il ce nom, et a-t-on bien constaté la lésion du vaisseau? Le nom de Ruysch est la seule garantie que nous puissions offrir; on voit, dans le chapitre consacré à la partie physiologique de notre sujet, que M. Muller a observé un fait du même genre.

Tout ce que l'on sait de positif sur les phénomènes locaux des plaies, même des lymphatiques superficiels, se borne à quelques indications vagues. On est donc porté à n'accepter qu'avec défiance tout ce qui a été dit sur les plaies du canal thoracique et sur les conséquences de ces blessures. M. Otto (2) en explique le danger par l'épuisement qui résulte de l'épanchement des fluides nutritifs. Nous nous bornerons à dire que les plaies dans lesquelles le canal thoracique est intéressé, sont tellement graves par l'importance de toutes les parties lésées, que la mort doit arriver avant que les malades puissent ressentir les effets de l'épuisement, ou même avant qu'une *fistule chyleuse* puisse s'établir et s'organiser.

La rupture des vaisseaux lymphatiques a été

(1) *Opera omnia*, obs. 41.
(2) *Handbuch der patholog. Anat.* p. 514.

plutôt supposée qu'observée. En la croyant produite dans les ganglions eux-mêmes, Ackermann (1) lui attribuait les scrofules; et c'est par la rupture des vaisseaux lymphatiques du poumon que Morton (2) expliquait le développement de la phthisie. Certainement Brambilla (3) et Lentin (4) n'auraient pas regardé la rupture des lymphatiques comme l'origine de différentes tumeurs qu'ils ont eu occasion d'observer, si, de leur temps, les connaissances acquises sur les diverses dégénérescences des tissus eussent été portées au point où elles le sont aujourd'hui.

Il en a été des affections du système lymphatique comme de toutes les autres maladies; les travaux des modernes sur cet important appareil vasculaire appelèrent l'attention de tous les médecins, et chacun voulut porter sa pierre à l'édifice. On crut voir partout des affections lymphatiques, et comme l'anatomie pathologique était encore au berceau, les hypothèses tinrent lieu d'observations exactes. On rapporta aux vaisseaux lymphatiques, à la lymphe, une foule de maladies qui leur sont étrangères; on leur donna des noms nouveaux; la langue médicale prit de l'extension, sans

(1) *Dissert. de scrofulis.*

(2) *In physiologia*, et R. Vieussens, *Novum vasorum corporis humani systema*; Amstelod., 1705.

(3) *Acta Academiæ medico-chirurgicæ milit. Viennensis*, t. 1, p. 16 et 17.

(4) *Additions à la médecine pratique*, vol. 1, p. 512-532.

que la science acquît plus de précision et d exactitude. Ce vice de langage et cet esprit de système se sont étendus jusqu'à notre époque, mais c'est à l'anatomie pathologique à en faire justice.

2° *De l'inflammation des vaisseaux lymphatiques et des ganglions.*

L'inflammation des vaisseaux lymphatiques et des ganglions a été considérée comme la source d'une multitude d'affections, telles que la phthisie pulmonaire (1), l'éléphantiasis (2), la *phlegmatia alba dolens* (3), enfin un grand nombre de dégénérescences et de productions morbides (4). Sans chercher à reconnaître quelles sont les influences que l'inflammation aiguë ou chronique des vaisseaux lymphatiques peut exercer sur les autres systèmes, nous croyons devoir nous borner à en exposer les caractères anatomiques.

Les vaisseaux lymphatiques devenus le siége d'une inflammation aiguë, forment autant de cordons rouges, tendus, douloureux. A l'incision de ces cordons, quand il devient indiqué d'y recourir,

(1) Portal, *Traité de la phthisie pulmonaire.*

(2) Alard, *De l'inflammation des vaisseaux absorbants lymphatiques*, etc. Paris, 1824, in-8, fig.

(3) Charles Brandon Trye, *An essay on the swelling of the lower extremities incident to lying in women*; Soud., 1792, in-8°.

(4) Broussais, *Histoire des phlegmasies chroniques*; Paris, 1808.

dit M. Gendrin (1), on trouve sous la peau une couche épaisse de tissu cellulaire rouge, condensé, très infiltré de sérosité plus ou moins sanguinolente, purulente ou puriforme ; on distingue aussi des fibres rougeâtres, bosselées, inégales, qui aboutissent en convergeant dans le ganglion enflammé. Le même auteur ajoute que si le canal thoracique est le siége de la maladie, on le trouve plus volumineux que dans l'état normal, et qu'il apparaît, entre la veine azygos et l'aorte, comme un cordon tendu et rouge ; que quand l'inflammation a été peu intense, la membrane interne est épaissie, plus dense que dans l'état sain, et d'une grande friabilité, qu'avec une phlegmasie d'une plus grande intensité, le canal devient plus volumineux, ses parois s'épaississent, sa cavité se distend par un liquide dont la nature varie suivant le degré de l'inflammation ; enfin qu'il peut s'y former ou s'y déposer une matière plastique, qui, en s'organisant, transforme le vaisseau en un cordon imperméable. Ainsi s'explique la disposition particulière du conduit thoracique dont parle M. Andral : J'ai vu, dit ce professeur, le canal thoracique, transformé en une sorte de cordon fibreux, être entièrement oblitéré dans un espace correspondant au corps des troisième, quatrième et cinquième vertèbres dorsales; cependant, au-dessus de ce point oblitéré, il

(1) *Histoire anatomique des inflammations*, p. 90.

était rempli de lymphe; celle-ci y était apportée par un vaisseau lymphatique considérable, qui, né du canal thoracique, un peu au-dessous de l'endroit où commençait l'oblitération de ce conduit, allait s'ouvrir dans celui-ci à quelques lignes au-dessus du point où sa cavité renaissait (1).

Il est souvent dit que du pus a été rencontré dans les vaisseaux lymphatiques, que sa présence résulte ordinairement d'une inflammation idiopathique, mais qu'on n'a cependant pas toujours la preuve de l'existence d'une phlegmasie. Le cas le plus ordinaire est la coïncidence d'un foyer purulent dans tel ou tel point du corps avec lequel les vaisseaux lymphatiques ont été en contact. Dupuytren a cité dans ses leçons cliniques le cas d'une femme portant une tumeur énorme à la partie supérieure de la cuisse, avec fluctuation, à l'examen de laquelle, une incision étant faite à la peau, au niveau de la tumeur, on fut très surpris d'apercevoir des points blancs sur les lèvres de l'incision; puis on vit le tissu cellulaire sous-cutané parcouru par des vaisseaux lymphatiques volumineux et gorgés de pus, disposition qui se prolongeait jusqu'aux ganglions lombaires. Le canal thoracique était cependant dans son état naturel (2).

Dans un cas observé à l'Hôtel-Dieu de Paris, on dit avoir trouvé, à la suite d'une fracture compli-

(1) *Précis d'anatomie pathologique*, p. 441.

(2) Cruveilhier, *Essai sur l'anat. pathol.*, t. 1, p. 200.

quée d'abcès considérable, du pus dans les vaisseaux lymphatiques qui se distribuaient aux parties malades (1).

Quelquefois la présence du pus dans les vaisseaux lymphatiques coïncide avec une suppuration d'organe parenchymateux. M. Andral (2) ayant reconnu sur un cadavre une énorme suppuration dans les reins, s'assura que le canal thoracique, rouge et enflammé, contenait du pus jusqu'auprès de son embouchure dans la veine sous-clavière. M. Gendrin, en faisant l'autopsie d'une femme morte de péritonite, trouva le canal thoracique enflammé; ses parois étaient épaisses et rouges; sa membrane interne offrait un aspect tomenteux; sa cavité était distendue par du pus. Une inflammation des veines peut se compliquer de l'existence du pus dans les lymphatiques (3). Une femme succombe vingt-six jours après un accouchement naturel; l'ouverture du cadavre ne laisse aucun doute sur l'inflammation des veines, et on croit en même temps reconnaître la présence du pus dans les lymphatiques. Les ganglions du bassin étaient gonflés et les lymphatiques correspondants gorgés de pus, dont le canal thoracique lui-même contenait une certaine quantité (4).

(1) Magendie, *Physiol.* t. 2, p. 218.

(2) *Archives générales de médecine*, t. 7, p. 502.

(3) *Histoire anatomique des infl.*, t. 2, p. 86.

(4) Velpeau, *Recherches sur la* phlegmatia alba dolens; *Archiv. méd.*, t. 6, p. 220.

Quelques anatomistes modernes, en apercevant du pus dans les vaisseaux lymphatiques, sans lésion manifeste de la partie correspondante de leurs parois, ont été portés à admettre l'introduction de ce fluide par la voie de l'absorption. Le foyer purulent que, dans ces circonstances, on avait rencontré sur un point plus ou moins éloigné des vaisseaux, et la connexion de ce foyer purulent avec des lymphatiques avaient, il est vrai, semblé donner quelque fondement à cette opinion. Nous avons déjà dit qu'une telle conséquence ne pouvait pas rigoureusement être déduite du fait observé. Si un vaisseau lymphatique vient à être enflammé dans tel ou tel point de son étendue, nous concevons que du pus pourra s'y former et y cheminer. Si ce même vaisseau a été ouvert, soit accidentellement, soit par une érosion, résultat de la phlegmasie, nous concevons encore jusqu'à un certain point l'introduction et la progression du pus dans le canal vasculaire. Mais une introduction par voie d'absorption nous arrête. Les globules du pus ont des dimensions plus considérables que ceux de la lymphe, du chyle et du sang; par conséquent, la physiologie se refuse à ce qu'on admette une absorption de pus comparable à celle qui s'opère dans l'état sain. Des physiologistes modernes, qu'il suffira de nommer pour avoir gain de cause, MM. Magendie, à Paris, et Muller, à Berlin, ne croient pas à la possibilité de l'absorption du pus par les vaisseaux lymphatiques. Ainsi ce qu'on a rapporté de la présence du sang dans ces vaisseaux n'est applicable qu'à une matière colorante, probablement celle de ce liquide, mais non pas au sang lui-même absorbé en totalité. Quant au pus trouvé dans ces mêmes vaisseaux, il provenait ou de la phlegmasie de leurs parois, ou d'un foyer purulent extérieur ; et dans ce dernier cas, la matière purulente peut avoir pénétré dans les cavités des lymphatiques par une solution de continuité d'une partie de toute l'épaisseur de leurs parois, produite elle-même par une cause accidentelle quelconque.

Mais revenons à l'exposé des faits qui démontrent les altérations pathologiques du système lymphatique.

Un anatomiste étant parvenu à pousser du mercure dans les vaisseaux lymphatiques des ganglions enflammés, on s'est pressé de conclure que le tissu cellulaire de ces ganglions était seul le siége de l'inflammation. Nous croyons devoir faire remarquer, d'une part, que le passage des injections à travers des ganglions enflammés est loin d'être constant (1); et d'autre part, aurait-il lieu toujours, il ne prouverait pas l'absence d'inflammation dans les vaisseaux lymphatiques ganglio-

(1) Béclard, *Anatomie générale.* — Gendrin, *Hist. anat. des inflamm.* t. 2, p. 97. Paris, 1826

naires; car l'oblitération d'un vaisseau n'est pas la conséquence nécessaire et constante des phlegmasies; on a constaté la perméabilité de lymphatiques d'un calibre médiocre, dans plusieurs cas d'inflammation.

L'inflammation se développe quelquefois avec assez d'énergie dans les ganglions pour que la suppuration survienne, et, le pus une fois formé, on le trouve infiltré dans les interstices du tissu, contenu dans de petites cellules éloignées les unes des autres, ou enfin, constituant un seul foyer. Dans ce dernier cas, l'enveloppe cellulaire, épaisse et dense, finit par s'amollir, s'ulcérer et livrer passage au pus, dont les propriétés diffèrent suivant la durée de son séjour et le degré de l'inflammation.

Lieutaud dit en avoir rencontré un cas dans lequel le canal thoracique était gangrené sur plusieurs points, chez un jeune sujet mort d'une fièvre maligne épidémique (1).

La sensibilité obscure des diverses parties du système lymphatique, la finesse et le petit nombre des vaisseaux sanguins qu'elles reçoivent, semblent les prédisposer principalement aux inflammations chroniques et aux diverses altérations qui en sont la conséquence.

Lorsqu'un point de ce système devient le siége

(1) *Historia anatomico-medica*, t. 2, p. 93, obs. 770.

d'une irritation lente, les changements anatomiques de tissu se réduisent à un léger gonflement, à une augmentation d'épaisseur. Si l'irritation est éteinte avant que les tissus aient reçu une impression profonde, la résolution s'opère, et l'anatomie pathologique ne découvre aucune trace d'altération dans le vaisseau ou le ganglion.

La possibilité de la résolution de certains engorgements chroniques est de la plus haute importance dans la pratique chirurgicale. Parmi le grand nombre de faits qui le prouvent, nous n'en citerons qu'un. Desault, consulté pour une maladie des os du carpe, jugea l'amputation nécessaire. D'autres chirurgiens, observant que la malade avait les glandes brachiales et axillaires engorgées, crurent à l'existence d'une affection scrofuleuse, et jugèrent que l'opération proposée était contre-indiquée; cependant, Desault ne la fit pas moins, et peu de temps après, l'engorgement ganglionaire avait totalement disparu (1).

Lorsque l'irritation chronique persiste longtemps, mais toujours d'une manière faible et obscure, les éléments organiques du système lymphatique se tuméfient à des degrés différents, le tissu acquiert de la densité, perd sa couleur primitive, en un mot il devient le siége d'une induration dont les caractères anatomiques varient suivant

(1) Assalini, *Essai médical sur les vaisseaux lymphatiques*, p. 62.

qu'elle occupe les conduits ou les ganglions. Le fait suivant (1) peut être donné comme exemple de l'état d'induration des vaisseaux lymphatiques.

Un homme atteint d'un gonflement du testicule droit, mourut dans le marasme ; à la dissection, outre l'altération du testicule, on trouva les vaisseaux lymphatiques du cordon gonflés, ayant des parois épaissies, et présentant, de distance en distance, des nodosités produites par l'induration des valvules (2). Nous croyons pouvoir rapporter à l'induration les cas observés par M. Andral (2). Ce professeur, en ouvrant le cadavre d'un phthisique dont la membrane muqueuse intestinale était parsemée de nombreuses ulcérations, trouva sur la surface externe des intestins, vis-à-vis le point où intérieurement existaient des ulcérations, les vaisseaux lymphatiques parfaitement bien dessinés ; ils présentaient, d'espace en espace, de petits renflements durs, arrondis, blanchâtres; *chacune de ces granulations était le résultat d'un épaississement partiel des parois des vaisseaux lymphatiques ; il semblait que ce fût à l'endroit de chaque valvule que le tissu de ces parois se fût ainsi épaissi et induré*. Il est à remarquer qu'on ne voyait, à l'intérieur même de la cavité, aucune matière morbide.

(1) Astley Cooper, *Med. records and researches*, vol. 1, p. 87.

(2) Andral, *Précis d'anatomie pathologique*, p. 441.

Les changements que l'induration amène dans les ganglions sont encore plus fréquents et plus marqués que dans les vaisseaux lymphatiques. Très souvent on voit les ganglions affectés d'une inflammation lente prendre un volume considérable; on trouve alors leur tissu dur, difficile à rompre, très homogène, rénitent et d'une couleur grisâtre : si on le déchire, les surfaces sont granuleuses; si on le coupe, il crie sous le scalpel; le tissu cellulaire qui l'entoure lui forme une capsule épaisse et résistante.

L'inflammation chronique des vaisseaux lymphatiques ou des ganglions peut, au lieu de produire l'induration, amener la suppuration. Rarement elle a été observée dans les vaisseaux lymphatiques; cependant, Astley Cooper rapporte un cas où elle semble avoir eu lieu : en examinant le conduit thoracique sur un cadavre, on reconnut que ses valvules, gonflées et saillantes, adhéraient de manière à boucher complètement le canal. Dans l'épaisseur des petits feuillets membraneux, il existait un liquide séro-purulent, et plusieurs traces d'ulcération prouvaient qu'il y avait eu inflammation (1).

La suppuration chronique des ganglions lymphatiques est très fréquente; dès qu'elle tend à s'établir, le tissu devient grisâtre, sa densité di-

(1) *Loc. cit.*

minue, le tissu cellulaire environnant s'infiltre, et bientôt on voit se former de petites vacuoles remplies de pus. A mesure que la quantité de ce liquide augmente, les cloisons inter-alvéolaires s'amincissent et finissent par disparaître; l'enveloppe extérieure seule résiste, et on la voit au bout d'un certain temps former une poche unique, dans laquelle se trouve un pus blanc, odeur fade et consistance variable.

Dégénérescences des vaisseaux lymphatiques et des ganglions.

Tubercules. — Le système lymphatique est peut-être celui dans lequel se dépose le plus souvent la matière tuberculeuse. On la trouve renfermée jusque dans la cavité des vaisseaux lymphatiques; sans doute cette dernière disposition est rare, mais cependant elle a été observée. A l'examen du cadavre d'un phthisique mort dans le dernier degré de marasme, M. Cruveilhier (1) reconnut l'existence de plaques tuberculeuses sous-péritonéales; les ganglions mésentériques étaient blancs et durs, les vaisseaux lymphatiques qui s'y abouchaient, blancs-jaunâtres, durs, résistants, et remplis d'une matière tuberculeuse. En ouvrant ces vaisseaux, on faisait sortir une substance caséiforme, après l'éva-

(1) *Anatomie pathologique du corps humain*, 2e livr.; Paris, 1830, pl. 1re, fig. 1 et 2.

cuation de laquelle les ouvertures restaient béantes et visibles à l'œil nu.

M. Andral (1), en faisant des recherches sur l'état anormal du système lymphatique, prétend avoir eu l'occasion de constater la présence de la matière tuberculeuse à l'intérieur même des vaisseaux lymphatiques. Une femme étant morte d'un cancer utérin, on trouva dans l'abdomen des ganglions endurcis auxquels venaient se rendre un grand nombre de vaisseaux lymphatiques. Ces vaisseaux offraient de distance en distance des points blancs, formés par une matière de couleur blanche, de consistance médiocre, et s'écrasant facilement sous le doigt. Le conduit thoracique renfermait plusieurs amas de cette matière grumeleuse; quelques uns avaient le volume d'une noisette; du reste, les parois du conduit, aussi bien que celles des ramifications n'étaient le siége d'aucune altération appréciable. La coïncidence de la dégénérescence cancéreuse de l'utérus avec le dépôt de la matière blanche dans les lymphatiques, pourrait faire naître quelques doutes sur la véritable nature de la dégénérescence, si l'on ne connaissait le talent d'investigation que possède le professeur auquel on doit cette observation.

Les ganglions lymphatiques sont bien plus susceptibles que leurs vaisseaux d'éprouver la dégénérescence tuberculeuse; ils ne paraissent pas y être

(1) *Précis d'anatomie pathol.*, vol. 1, p. 419.

tous également disposés. Laënnec (1), sous ce rapport, les range dans l'ordre suivant : ganglions bronchiques, médiastiniques, cervicaux, mésentériques. Les données résultant des recherches de M. Lombard (2) sont plus positives : sur cent ouvertures de cadavres d'enfants tuberculeux, on a trouvé les différents ganglions affectés dans la proportion suivante : dans les ganglions bronchiques, quatre-vingt-sept fois; trente-une dans les mésentériques, sept sur les cervicaux, et trois seulement dans les inguinaux.

Des observations réitérées prouvent que la matière tuberculeuse se dépose sous forme d'infiltration ou de masse. L'infiltration est fréquente dans les ganglions bronchiques; l'altération en masse est principalement propre aux ganglions abdominaux.

Le ramollissement qui s'opère dans la matière tuberculeuse des ganglions la transforme ordinairement en une espèce de pus épais et grumeleux, assez homogène; il n'est cependant pas rare de voir le produit du ramollissement séparé en deux parties, dont l'une ressemble à du caséum et l'autre à du petit lait trouble et visqueux.

Les vaisseaux lymphatiques d'une partie frappée de cancer et de celles qui l'avoisinent, sont bientôt altérés, et rarement on parvient à

(1) Laënnec, *Auscultation médiate*, vol. 1, p. 27.

(2) Lombard, Voy. Andral, *Précis d'anat. pathol.*, vol. 1, p. 425.

suivre les progrès de leur dégénérescence. Cependant M. Andral (1) a pu isoler un canal thoracique sur lequel cette altération avait porté son influence. Une femme étant morte d'un cancer utérin, on examina les organes, et l'on reconnut que le canal thoracique était plus volumineux que dans l'état ordinaire. De sa surface interne s'élevaient un grand nombre de petits corps blanchâtres, irréguliers, arrondis, ayant environ le volume d'un pois. Ces petits corps se continuaient avec les parois du canal ; ils présentaient une parfaite analogie avec des tumeurs cancéreuses développées dans l'abdomen. Sur d'autres points, les masses cancéreuses n'existaient pas, mais les parois étaient épaissies ; au milieu du tissu membraneux qui les forme, existait une matière encéphaloïde, pulpeuse et grisâtre.

La dégénérescence cancéreuse des ganglions a été suivie avec soin dans ses progrès. Selon Cruikshank (2), elle épargne les ganglions de l'abdomen plus que ceux des autres régions du corps. Dans une foule de cas elle est consécutive à une affection semblable existant sur un organe voisin. Des anatomistes ont pensé que la transmission se faisait par les vaisseaux lymphatiques ; et Sœmmerring (3)

(1) Andral, *Recherches pour servir à l'histoire du système lymphatique*; Archives médic., t. VI, 1834, p. 302.

(2) Cruikshank, *Anat. des vais. abs.*, trad. Petit-Radel, p. 166.

(3) *De morbis vasorum absorb.*, p. 103.

dit avoir vu une sanie ichoreuse dans des lymphatiques se rendant d'un organe cancéreux aux ganglions qui commençaient à le devenir. A ce sujet, il fait remarquer que la promptitude de la propagation des cancers utérins aux ganglions pelviens tient surtout à ce que les plexus lymphatiques sont nombreux dans cette région.

Assez fréquemment les ganglions affectés consécutivement de la dégérescence encéphaloïde prennent plus de volume que l'organe qui est le siége primitif de l'affection. Cette remarque a été faite par Cruikshank ; il dit avoir rencontré, dans le bassin d'un individu affecté de sarcocèle, une masse cancéreuse formée par des ganglions dégénérés, qui avaient le volume de la tête d'un enfant nouveau-né

Dans une même région, les ganglions affectés consécutivement ne le sont pas toujours à la même époque et avec la même intensité ; c'est ainsi que, dans les cas de cancer des mamelles, on voit quelquefois sous l'aisselle tous les degrés de la dégénérescence, depuis la simple granulation jusqu'au ramollissement cérébriforme.

Les modifications que le tissu des ganglions peut éprouver, entre ces deux extrêmes, sont nombreuses et variées ; les décrire serait sortir de notre sujet.

Mélanose. — Les ganglions sont plus sujets à la mélanose qu'on ne l'a cru jusqu'à présent. Un grand nombre de tumeurs noires, observées autrefois, n'étaient sans doute formées que par des ganglions dans un état de mélanose. M. Cruveilhier (1) a eu occasion d'observer la matière mélanique dans le tissu des ganglions lombaires ; quelquefois elle se dépose à leur surface, les embrasse, et, sans pénétrer leur tissu, les comprime et semble pour ainsi dire les atrophier. Une disposition analogue à celle que nous venons d'indiquer a été vue sur les ganglions lymphatiques d'une femme chez laquelle la mélanose semblait avoir envahi tous les tissus (2). Les ganglions bronchiques eux-mêmes en étaient environnés.

Nous avons observé un grand nombre de fois la dégénérescence mélanique dans les divers tissus de l'homme et des animaux. Chez les chevaux surtout, et particulièrement ceux qui ont le poil gris ou blanc, cette altération est fort commune. Dans un cas, nous avons reconnu, avec M. Andral, que les masses noires étaient non seulement hors des vaisseaux, mais particulièrement dans la cavité des veines. Plusieurs fois, sur ces mêmes animaux, nous avons vu que tous les ganglions lymphatiques du bassin, du pourtour de l'anus et du mésentère, étaient le siége de la dégénérescence noire.

Sur plusieurs chevaux nous avons trouvé tous les ganglions abdominaux envahis par des tumeurs

(1) *Anat. pathol.*, t. 1, p. 92.

(2) Alibert, *Nosologie naturelle*, t. 1, p. 554.

mélaniques ; cette dégénérescence recouvrait, par des masses noires considérables, la face préspinale du rachis, et cachait profondément le canal thoracique. Dans un mémoire publié sur ce genre d'altération, nous avons rapporté un exemple (avec figures) de mélanose des ganglions lymphatiques de la région inguinale (1). Rien n'est moins rare, non que la teinte noire des ganglions bronchiques, mais que la mélanose elle-même de ces organes.

Dans plusieurs de ces affections mélaniques, surtout lorsqu'elles occupaient les membranes muqueuses, les tumeurs étaient ramollies, la matière diffluente et disposée par couches sur les surfaces muqueuses, ou infiltrée dans le tissu cellulaire. C'est alors surtout que nous avons observé la matière mélanique dans les gros vaisseaux lymphatiques et les ganglions du bassin et de la colonne rachidienne, dans ceux des intestins et du mésentère, ainsi que dans le canal thoracique lui-même.

Productions morbides du système lymphatique.

Dans des recherches anatomiques, le canal thoracique n'ayant pu être injecté sur un cadavre, on en chercha la cause, et l'on découvrit que des *fongosités* obstruaient ce canal (2). Ces fongosités

(1) Breschet, *Considérations sur une altération organique*, appelée dégénérescence noire (mélanose); Paris, 1821, *Journal* de M. Magendie.

(2) Astley Cooper, *Three instances of obstruction of the thoracic duc : records and researches*, vol. 1, p. 87.

étaient implantées sur les parois du canal, un demi-pouce au-dessus du réservoir de Pecquet. Les tuniques du conduit étaient saines dans l'intervalle des tumeurs.

Ossifications. — Une production morbide beaucoup plus fréquente que celle qui vient d'être indiquée, consiste dans le dépôt d'une matière calcaire, soit sur les vaisseaux lymphatiques, soit dans le tissu des ganglions.

Les productions osseuses des vaisseaux lymphatiques affectent diverses dispositions. Au rapport d'Assalini (1), on conserve dans le cabinet anatomique de Londres plusieurs ossifications de l'intérieur du canal. On doit à Walter une figure représentant des productions calcaires des vaisseaux lymphatiques (2). Cette altération porte non seulement sur le canal thoracique, mais encore sur les branches qui s'y rendent. Les ossifications du tronc offrent deux dispositions différentes: elles peuvent se développer dans l'épaisseur même du conduit, ou se déposer dans sa cavité, sans que les parois soient ossifiées. Les exemples de productions osseuses du canal thoracique sont le cas le plus rare. Cependant Brown Cheston (3) a vu ce vaisseau entièrement ossifié sur un sujet mort d'un

(1) Assalini, *Essai médical sur les vaisseaux lymphat.*, p. 52.

(2) Walter, *Mémoires de l'Académie royale de Berlin*; an 1786 et 1787, p. 21.

(3) *Philosoph. Transact.*, vol. 70, an. 1780, p. 323.

énorme ostéo-sarcome remplissant le bassin. Il est plus fréquent de rencontrer la cavité du canal obstruée par le dépôt d'une matière calcaire, nommée *gypseuse* par Portal (1), ou *tartareuse* par Mascagni (2). Dans le cas rapporté par ce dernier anatomiste, les vaisseaux lymphatiques traversaient des parties squirrheuses. Il est fait mention dans la thèse de M. Lauth de l'obstruction des vaisseaux lymphatiques par une matière osseuse, avec coïncidence, chez le même sujet, d'une carie de l'os des iles.

C'est principalement dans les ganglions lymphatiques, et surtout dans ceux des bronches (3), qu'on observe les amas de matière calcaire. L'âge avancé semble favorable à cette altération du tissu ganglionaire; cependant on l'a trouvée chez un enfant de dix ans. Il paraît que les femmes y sont moins exposées que les hommes. Le nombre des ossifications est quelquefois considérable. M. Andral (4) en a trouvé dans toutes les régions du corps sur une femme dont plusieurs vertèbres étaient profondément altérées. J.-F. Meckel (5) a reconnu que le développement de ces ossi-

(1) *Mémoire sur la structure du canal thoracique, Acad. des sciences*, an 1770, p. 397; *Historia*, an 1787, p. 29.

(2) *Vasorum lymphaticorum corporis humani historia et iconographia*, p. 29., 1787.

(3) Baillie, *Anat. path.*, trad. franç., p. 90. — Bichat, *Dernier cours*, p. 297.

(4) Andral, *Précis d'anat. pathol.*, p. 454, vol. 2.

(5) Meckel. *Handb. der pathol. anat.*

fications s'opère de l'extérieur vers l'intérieur. Presque toujours il reste une cavité remplie par une substance jaunâtre, comme feuilletée, ou d'apparence tuberculeuse, unie aux granulations osseuses. Cette coïncidence des concrétions calcaires avec d'autres altérations morbides, et surtout avec celles du système osseux, peut être de quelque intérêt pour les physiologistes.

Altérations de la lymphe.

L'influence que la lymphe altérée peut avoir dans le développement des maladies a été depuis long-temps l'objet de recherches longues et pénibles. De nos jours, M. Salmade (1) a publié sur ce point important de médecine un ouvrage justement estimé. En pathologie, on peut entrer dans des considérations générales qui n'exigent pas une précision et une rigueur comparables à celles que l'anatomiste doit mettre dans ses travaux. En conséquence, ce que nous aurons à dire sur les altérations de la lymphe se bornera à peu de chose. Comment faire autrement, lorsque cette humeur est encore peu connue dans l'état sain ? Ce n'est donc qu'avec hésitation que nous avons fait, comme complément de la partie d'anatomie pathologique, un article sur les altérations de la lymphe.

(1) *Précis d'observations pratiques sur les maladies de la lymphe*; Paris, 1803.

Ce que nous trouvons de plus positif dans les altérations de la lymphe, c'est son mélange avec des liquides normaux recrémentitiels ou excrémentitiels, ou avec des liqueurs morbides formées accidentellement, puis introduites dans le système lymphatique.

Nous n'ajouterons qu'un mot à ce que nous avons déjà dit sur le pus contenu dans les vaisseaux lymphatiques. Tantôt ce liquide est de bonne nature, c'est-à-dire blanc, homogène, comme crémeux; tantôt il a tous les caractères d'un liquide sanieux. Du pus ainsi altéré s'est offert à l'observation de M. Lauth père, dans le canal thoracique d'un individu affecté d'une gangrène des extrémités inférieures.

On trouve souvent de la bile dans les vaisseaux lymphatiques du foie; nous en avons déjà parlé précédemment. M. Andral dit avoir souvent observé une teinte jaune très prononcée dans la lymphe du canal thoracique, chez des individus ictériques. Voici ce que dit Cruikshank (1) relativement à la présence de la bile dans les vaisseaux lymphatiques : « Quand des pierres biliaires bouchant le canal cholédoque ou le conduit cystique ont empêché la bile de couler dans les intestins, et que la vésicule du fiel est excessivement distendue, on trouve les vaisseaux lymphatiques de ce réservoir pleins de bile. »

(1) *Anatomie des vaisseaux absorbants*, p. 8 (trad. de Petit-Radel).

Tout ce qu'on savait jusqu'à présent sur le passage du sang dans les vaisseaux lymphatiques se bornait à quelques observations paraissant démontrer la présence de cette humeur dans le canal thoracique. Sabatier (1) s'étant borné à dire qu'il avait vu trois fois le canal thoracique contenir du sang, on ne sait quelle valeur il faut donner à ses observations. Sur un sujet, le canal était à moitié plein d'une liqueur assez fluide, toute semblable, pour la couleur et pour la consistance, au *sang* qui se trouvait dans la veine azygos. Dans les deux autres cas, le *sang* contenu était coagulé.

Mascagni raconte que, sur deux cadavres dont la poitrine offrait un épanchement sanguin, les vaisseaux lymphatiques de la surface externe du poumon étaient *gorgés de sang*. Sur un troisième sujet, mort subitement, on trouva la rate déchirée, un vaste épanchement de sang dans l'abdomen, et tous les vaisseaux lymphatiques *gorgés de sang*. Sœmmerring (2) parle de cas analogues, et dit que les vaisseaux absorbants contenaient une lymphe sanguinolente; ces derniers mots sont à remarquer.

Avec des noms comme ceux de Sabatier, Sœmmerring, Mascagni, Cruikshank, etc., on pourrait

(1) *Remarques sur le canal thoracique*; Hist. de l'Académie des sciences, an 1780, p. 609.

(2) *De morb. vas. absorb.*, p. 40.

aisément soutenir que le sang passe dans les vaisseaux lymphatiques et dans le canal thoracique. Cependant, d'après les nouvelles recherches de Muller, nous nous croyons fondés à élever des doutes sur ce passage, et nous appelons l'attention sur cette circonstance. M. le professeur Andral a gardé une sage réserve sur la nature du liquide coloré en rouge qu'on a observé dans le système lymphatique ; nous l'imiterons, et avec lui nous rappellerons que M. le professeur Magendie a fait voir que, dans quelques circonstances, la lymphe et le chyle offrent une teinte rouge assez prononcée.

Nous terminerons notre exposé succinct des anomalies et des principales altérations organiques du système lymphatique, en rapportant un exemple intéressant de ces altérations de tissu, et plus particulièrement de celles des humeurs contenues dans les vaisseaux. Ce fait a été observé et recueilli à l'Hôtel-Dieu, par notre honorable confrère M. Sanson aîné, et présenté par lui à l'Académie de médecine, avec la pièce d'anatomie pathologique.

« Le 29 octobre au soir entra à l'Hôtel-Dieu et fut couché dans le département qui m'est confié (c'est M. Sanson qui parle), le nommé Mercier, âgé de quarante-deux ans. La joue droite, les paupières de l'œil droit, les lèvres, et la partie supérieure et droite du col étaient le siége d'un gonflement considérable douloureux, avec rougeur légère et comme érysipélateuse de la peau. Au centre de ce gonflement, on voyait un rassemblement de petites vésicules remplies d'une sérosité jaunâtre et demi-transparente, occupant un espace égal à celui que recouvrirait une pièce de trois francs, et au centre de ce rassemblement de vésicules une petite plaque irrégulière, de deux lignes de diamètre ou environ, laquelle était brunâtre et desséchée. Le malade n'avait eu ni nausées, ni vomissements, ni douleur épigastrique, ni fièvre, ni irrégularité du pouls, ni dispositions à la syncope. Il attribuait l'invasion de sa maladie à l'action d'un rasoir mal aiguisé, avec lequel il s'était écorché en se rasant quatre jours auparavant. Pendant la nuit, le gonflement, au dire du malade et de l'élève qui l'avait vu au moment de son entrée, diminua considérablement. Le lendemain, 30 octobre, je vis cet homme pour la première fois : à l'aspect de la tumeur, et avant de m'être approché complètement de son lit, je crus reconnaître une pustule maligne ; mais lorsque je fus arrivé auprès du malade, je trouvai dans un examen plus attentif des motifs de doute. La tumeur était rénitente, mais elle n'offrait nulle part cette résistance emphysémateuse de la pustule maligne, si facile à reconnaître quand on l'a une fois rencontrée. La plaque brune du centre n'avait aucun des caractères de l'escarre, et ressemblait parfaitement à une excoriation desséchée ; en effet, c'était là que le malade s'était écorché en se rasant. Cet homme était menuisier, et par conséquent sa profession ne l'exposait point à contracter la pustule maligne ; il n'avait touché aucune substance animale qui pût la lui communiquer ; il n'avait éprouvé aucun des symptômes généraux qui accompagnent cette maladie ; enfin le gonflement et la douleur avaient considérablement diminué depuis environ douze heures qu'il était entré à l'hôpital.

Je pensai alors que la maladie n'était point une pustule maligne, ou que, si c'en était une, elle était de celles dont les progrès s'arrêtent par les seuls efforts de la nature, et comme le pouls était parfaitement naturel et régulier, je me bornai à prescrire une boisson acidulée et l'application de quelques sangsues au-devant du larynx, pour faire cesser une gêne légère de la respiration, seule incommodité dont se plaignait le malade, et que j'attribuai à l'extension du gonflement au tissu cellulaire sous-muqueux de l'origine des voies aériennes.

Cependant bien que, dans ces derniers temps, on ait rapporté des exemples de guérison de pustules malignes par les moyens antiphlogistiques, je recommandai à l'élève de garde de surveiller attentivement le malade pendant la journée, et, pour peu qu'il survînt de l'irrégularité dans le pouls, des dispositions à la syncope ou aux vomissements, de ne pas hésiter à appliquer le cautère actuel sûr le centre même de la tumeur. La journée se passe dans un calme parfait. Le soir, à huit heures, le malade a quelques vomissements, qu'il attribue à un verre de kirschwasser que sa femme lui a fait boire ; mais ces vomissements cessent aussitôt d'eux-mêmes, sans qu'on emploie aucun moyen pour les arrêter ; on laisse le malade tranquille, et dans la nuit il meurt d'une manière si subite que les malades ses voisins ne s'aperçoivent de rien.

Autopsie cadavérique faite trente-six heures après la mort.

Le cadavre est de petite stature, bien musclé, d'un embonpoint médiocre. Il y a roideur cadavérique, et il n'existe *aucune trace de putréfaction.*

La face interne de la joue droite présente deux légères excoriations grisâtres.

La surface intérieure de l'estomac est parsemée, dans sa moitié pylorique, de pustules lenticulaires, au nombre de vingt-cinq à trente, dues à l'engorgement de la membrane muqueuse, et recouvertes d'une couche pseudo-membraneuse grisâtre. Le reste de cette membrane est le siége d'une forte injection sanguine. Le duodénum et le reste de l'intestin grêle sont sains, à l'exception de quelques portions un peu plus injectées que le reste et comme légèrement ecchymosées. La trachée-artère, les bronches et les poumons ne présentent aucune altération remarquable; les derniers seulement offrent un léger engorgement séro-sanguinolent.

Le cœur et les gros vaisseaux sont sains : les veines contiennent du sang noir et *liquide.*

Les vésicules qui recouvraient la tumeur pendant la vie ont disparu. Celle-ci n'offre, dans le point central et brunâtre dont il a été parlé, aucune trace de gangrène.

Le tissu cellulaire de la joue droite et de la région sous-maxillaire est affecté d'un engorgement qui s'étend jusqu'au voisinage de la glotte.

Le repli épiglotto-aryténoïdal droit est le siége d'une infiltration œdémateuse peu considérable et incapable d'obstruer le passage de l'air. Partout ailleurs l'engorgement est constitué par une infiltration de liquide sanguinolent noirâtre.

Les ganglions lymphatiques voisins sont d'un rouge noir; l'un d'eux, plus volumineux que dans l'état naturel et placé au-devant de la veine jugulaire interne, est comme infiltré de sang, et renferme quelques petits caillots noirâtres. De petits vaisseaux partant de ces ganglions sont injectés de sang de même couleur. On crut alors les recherches terminées, et l'on pensa que ces vaisseaux étaient des veines.

Mais, quelques jours après, l'élève chargé du service des autopsies s'aperçut, en enlevant les intestins pour faire servir ce sujet à ses travaux particuliers, que quelques ganglions abdominaux présentaient le même aspect que ceux du col. Il reprit son examen, et trouva que les ganglions mésentériques, à partir de la moitié de la largeur du mésentère jusqu'à la colonne vertébrale, que tous ceux des lombes et tous ceux qui sont placés le long des artères iliaques, étaient d'un rouge noir et gorgés de sang; il vit aussi que les vaisseaux lymphatiques provenant des ganglions mésentériqnes engorgés ou placés le long de la veine cave et de l'aorte, étaient injectés de sang noir et liquide, ainsi que le réservoir de Pecquet et le canal thoracique jusqu'à son embouchure dans la veine sous-clavière. Il examina alors comparativement les vaisseaux qu'il avait trouvés partant des ganglions du col, et qu'il avait pris pour des veines, et se convainquit que c'était des vaisseaux lymphatiques.

C'est alors que la pièce fut séparée pour être présentée à l'Académie.

FIN.

EXPLICATION

DES PLANCHES.

Planche I.

Fig. 1. — Vaisseau lymphatique d'une demi-ligne environ de diamètre, non injecté, non tiraillé, grossi environ quatre fois, et servant à faire voir les traces de l'implantation des valvules, qui se reconnaissent à une ligne blanchâtre, dont la forme varie suivant le côté du vaisseau que l'on examine.

a. Une valvule vue de face, l'autre étant par conséquent cachée.

b. Une valvule vue aux trois quarts; l'autre vue à un quart.

c. La moitié des deux valvules vues de profil.

Fig. 2. — Portions du canal thoracique ouvertes pour faire voir les valvules contenues dans son intérieur.

a. Portion du canal correspondant au réservoir du chyle. On y voit une valvule entière, et l'autre divisée à peu près dans son milieu. Le canal est légèrement étranglé dans le point correspondant aux valvules.

b. Partie supérieure du canal thoracique; les deux valvules sont entières, du moins l'instrument n'a-t-il entamé qu'un très petit bout de l'une d'elles; le canal est légèrement renflé dans le point qui correspond aux valvules.

Fig. 3. — Servant à faire voir la structure des valvules.

a. Valvule du canal thoracique, grossie environ deux fois. On remarque que la portion qui correspond à la grande courbure, et qui adhère au vaisseau, est blanche et opaque, tandis que la majeure partie de la valvule, celle qui correspond à la petite courbure, est translucide. Le bord libre de ces valvules est quelquefois presque droit.

b. Schema représentant la coupe longitudinale en profil du canal thoracique, dans un point correspondant à une valvule, grossi environ trois fois. On voit comment la tunique externe du vaisseau lymphatique envoie un prolongement entre les lames qui constituent la base du repli valvulaire. La partie libre de la valvule n'est plus formée que par deux lames excessivement minces, continuées de la tunique interne.

Fig. 4. — Réseau lymphatique sous-arachnoïdien. On ne l'a pu démontrer qu'à l'aide de l'insufflation, parce que le mercure en déchire les parois. Les vaisseaux lymphatiques formant ce réseau sont d'ailleurs d'un calibre assez grand.

A. Ramifications de l'artère cérébrale moyenne.

B. Veines satellites de ces artères.

CCC. Réseau lymphatique.

Fig. 5. — Réseau lymphatique du cordon ombilical. La nature lymphatique de ce réseau n'est pas encore bien démontrée. En enfonçant un tube à injection mercurielle sous la membrane qui revêt le cordon, le métal file dans un réseau tellement irrégulier, que quelques personnes doutent que ce soit des lymphatiques. Cependant ceux qui ont l'habitude de ces sortes d'injections, reconnaissent facilement que le liquide n'est pas épanché, mais qu'il est contenu dans des canaux qui ressemblent beaucoup aux réseaux lymphatiques.

AA. Artères ombilicales.

B. Veine ombilicale.

CC. Réseau de vaisseaux lymphatiques injecté par le mercure.

Fig. 6. — Vaisseaux lymphatiques de la surface extérieure du cœur.

A. Portion de l'artère coronaire.

BB. Réseau lymphatique superficiel.

CCC. Id. profond.

D. Troncs lymphatiques munis de valvules.

Fig. 7. — Réseaux lymphatiques superficiel et profond de la membrane muqueuse trachéale.

A. Réseau superficiel.

B. Id. profond.

Fig. 8. — Réseau profond de la même membrane.

A. Coupe du cartilage cricoïde.

B. Id. des anneaux de la trachée-artère.

C. Réseau lymphatique profond.

Fig. 9. — Réseau lymphatique de la membrane muqueuse gastrique.

A. Réseau superficiel.

B. Id. profond.

Fig 10. — Portion de membrane muqueuse de l'iléon de portion du mésentère pour faire voir le réseau des vaisseaux chylifères, et les troncs qui en naissent.

A. Portion de mésentère.

B. Membrane muqueuse intestinale.

C. Rameaux et arcades de l'artère mésentérique.

DD. Id. de la veine mésaraïque.

EEE. Troncs chylifères pourvus de valvules.

F. Réseau de vaisseaux chylifères.

Fig. 11. — Portion de la membrane muqueuse du gros intestin et du mésocolon.

A. Mésocolon.

B. Membrane muqueuse.

C. Ramifications de l'artère mésocolique.

D. Id. de la veine.

EE. Troncs lymphatiques provenant du réseau FF.

GGG. Follicules intestinaux.

Fig. 12. — Portion de la membrane muqueuse vésicale.

A. Réseau superficiel formé de vaisseaux beaucoup plus petits, et affectant une disposition longitudinale.

B. Réseau profond perforant la tunique musculeuse, et se rendant dans les ganglions hypogastriques. Sa disposition est très irrégulière, les vaisseaux dont il est formé se portant indistinctement dans toutes sortes de directions.

Fig. 13. — Réseau lymphatique de l'urètre. Les vaisseaux dont il est formé sont plus volumineux que dans les autres parties du corps. Ils se déchirent aussi avec une grande facilité.

AA. Peau de la verge.

BB. Coupe des corps caverneux.

CC. Id. de la membrane muqueuse urétrale.

D. Réseau lymphatique.

Fig. 14. — Vaisseaux lymphatiques du gland et du prépuce.

A. Réseau superficiel du gland.

B. Id. du prépuce.

C. Réseau profond du gland.

D. Espèce de couronne lymphatique entourant la base du gland, et donnant naissance à des troncs lymphatiques pourvus de valvules, qui longent la face dorsale de la verge, et se rendent aux ganglions inguinaux.

Fig. 15. — Réseaux lymphatiques de la peau du sein.

A. Réseau superficiel.

B. Réseau profond.

C. Tronc qui se rend vers les ganglions axillaires.

Fig. 16. — Ganglion lymphatique de la région inguinale, injecté avec du mercure, pour faire voir la distribution et l'entrelacement des vaisseaux afférents et efférents.

AA. vaisseaux afférents.

B. Id. efférents.

Planche II.

Fig. 1. — Vaisseaux lymphatiques du cœur humain, grossis 5 fois le diamètre. Le dessin de cette figure m'a été communiqué par M. Lauth.

AAA. Artère coronaire.

BBBB. Réseau lymphatique sous-séreux.

CC. Petits épanchements de mercure par suite de rupture de ces vaisseaux.

DD. Troncs lymphatiques accompagnant l'artère coronaire.

Fig. 2. — Lymphatiques de la surface interne du cœur du cheval (grossi du double.) Jusqu'ici nous n'avons pas encore été assez heureux pour injecter ceux du cœur de l'homme.

Fig. 3. — Réseau particulier qu'on trouve également à la surface interne du cœur du cheval. Quelques anatomistes, J. Muller entre autres, ont regardé ces plexus comme formés de vaisseaux lymphatiques. Nous pensons qu'ils sont uniquement constitués par des lacunes du tissu cellulaire (grossi du double).

Fig. 4. — Représente les lymphatiques qui traversent les ganglions sus-pancréatiques.

a. Portion de la face convexe du lobe droit du foie.

bb. Coupe de la substance du foie faite en suivant la direction du ligament suspenseur, qui s'étendait suivant la ligne CCC.

d. Paquet de vaisseaux hépatiques avec les lymphatiques.

e. Lobe de Spigel.

ff. Ganglions qui reçoivent les lymphatiques du foie.

g. Portion pylorique de l'estomac.

hh. Duodénum.

ii. Pancréas.

k. Artère aorte.

ll. Artères diaphragmatiques inférieures.

mmm. Plexus lymphatiques du pancréas.

nn. Paquets de ganglions et de vaisseaux lymphatiques entortillés, très gros, charriant la lymphe du pancréas. La partie postérieure de cette glande est recouverte d'un plexus semblable au plexus *mm*. Ces deux plexus communiquent ensemble en *oo*.

p. Gros vaisseau lymphatique venant de l'estomac et du duodénum, et communiquant avec ceux qui sortent du foie.

Fig. 5. Œil de bœuf; pour faire voir ce que plusieurs auteurs regardent comme des vaisseaux lymphatiques de la cornée transparente.

AA. Réseau injecté avec du mercure.

B. Vaisseaux de la conjonctive, également injectés et communiquant avec le réseau de la cornée.

C. Canaux particuliers et de nature indéterminée, situés entre la conjonctive et la sclérotique.

Planche III.

Maladie du système lymphatique consistant en une altération de la lymphe et du chyle par la matière colorante du sang.

Cette figure représente la partie inférieure de la colonne vertébrale avec le sacrum et le coccyx, revêtus de leurs parties molles; l'artère aorte avec ses principales branches; une portion de la veine sous-clavière gauche, recevant l'insertion du canal thoracique; la veine cave ascendante, et enfin le canal thoracique avec la majeure partie des troncs chylifères. La couleur de ces vaisseaux est d'un rouge noirâtre. Les renflements qu'ils présentent d'espace en espace, et les étranglements qui séparent ces nodosités, sont beaucoup plus marqués que dans l'état naturel, ce qui les fait paraître sous forme de chapelets (Voyez l'observ. pag. 288).

Planche IV.

Dilatation excessive du système lymphatique, observée par M. Amussat sur un jeune homme de 19 ans. On voit une portion du canal thoracique, le réservoir de Pecquet et les troncs lymphatiques provenant des membres inférieurs et qui avaient occasionné aux aines des tumeurs pour lesquelles le malade portait depuis l'âge de cinq ans un bandage herniaire double. Les ganglions de l'aine avaient entièrement disparu. Cette figure représente en outre une portion du diaphragme et le pancréas, recouvrant une partie de ces vaisseaux dilatés. (Voy. l'observ. p. 258.)

TABLE DES MATIÈRES.

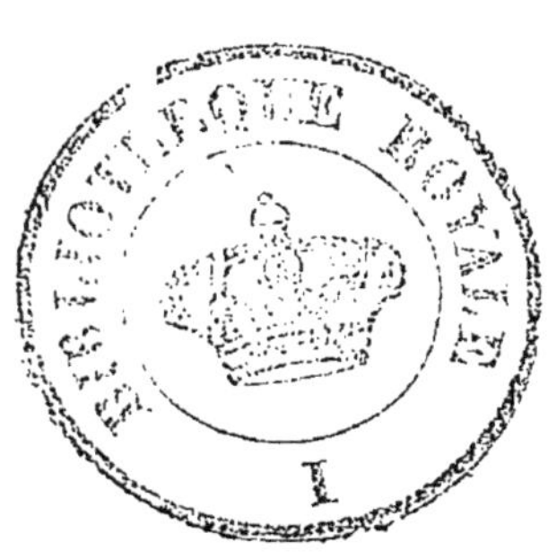

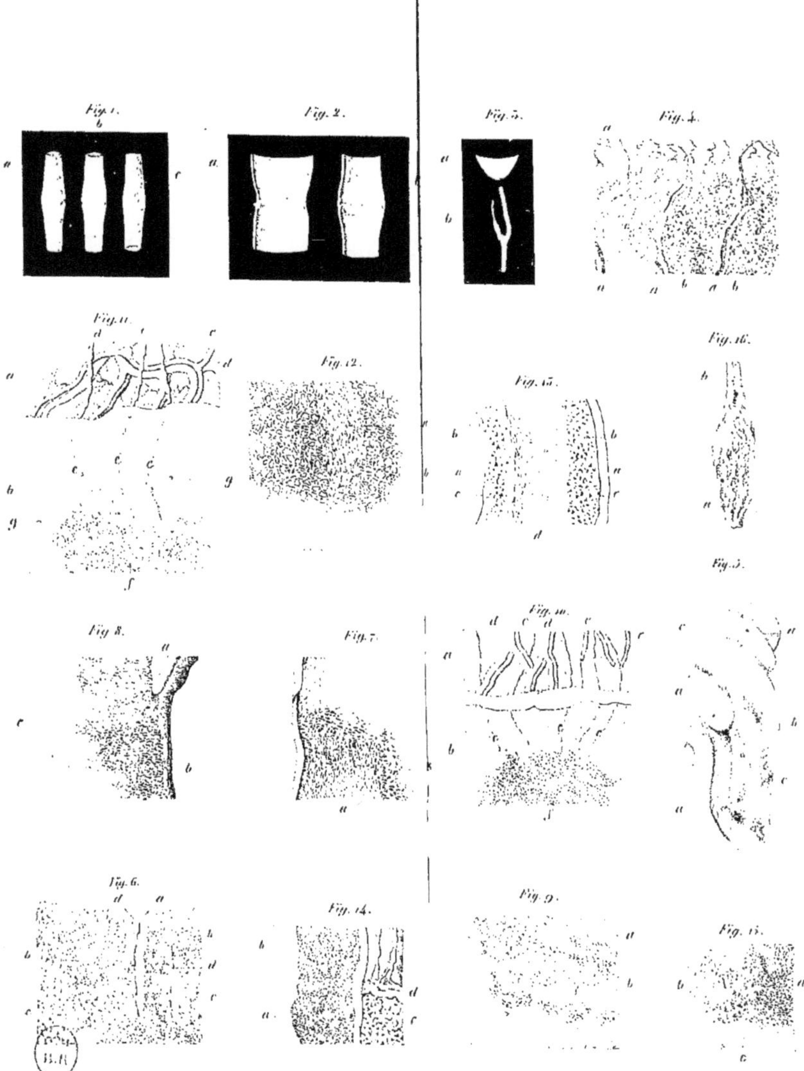
Fig. 1.
Fig. 2.
Fig. 3.
Fig. 4.
Fig. 11.
Fig. 12.
Fig. 13.
Fig. 16.
Fig. 5.
Fig. 8.
Fig. 7.
Fig. 10.
Fig. 6.
Fig. 14.
Fig. 9.
Fig. 15.

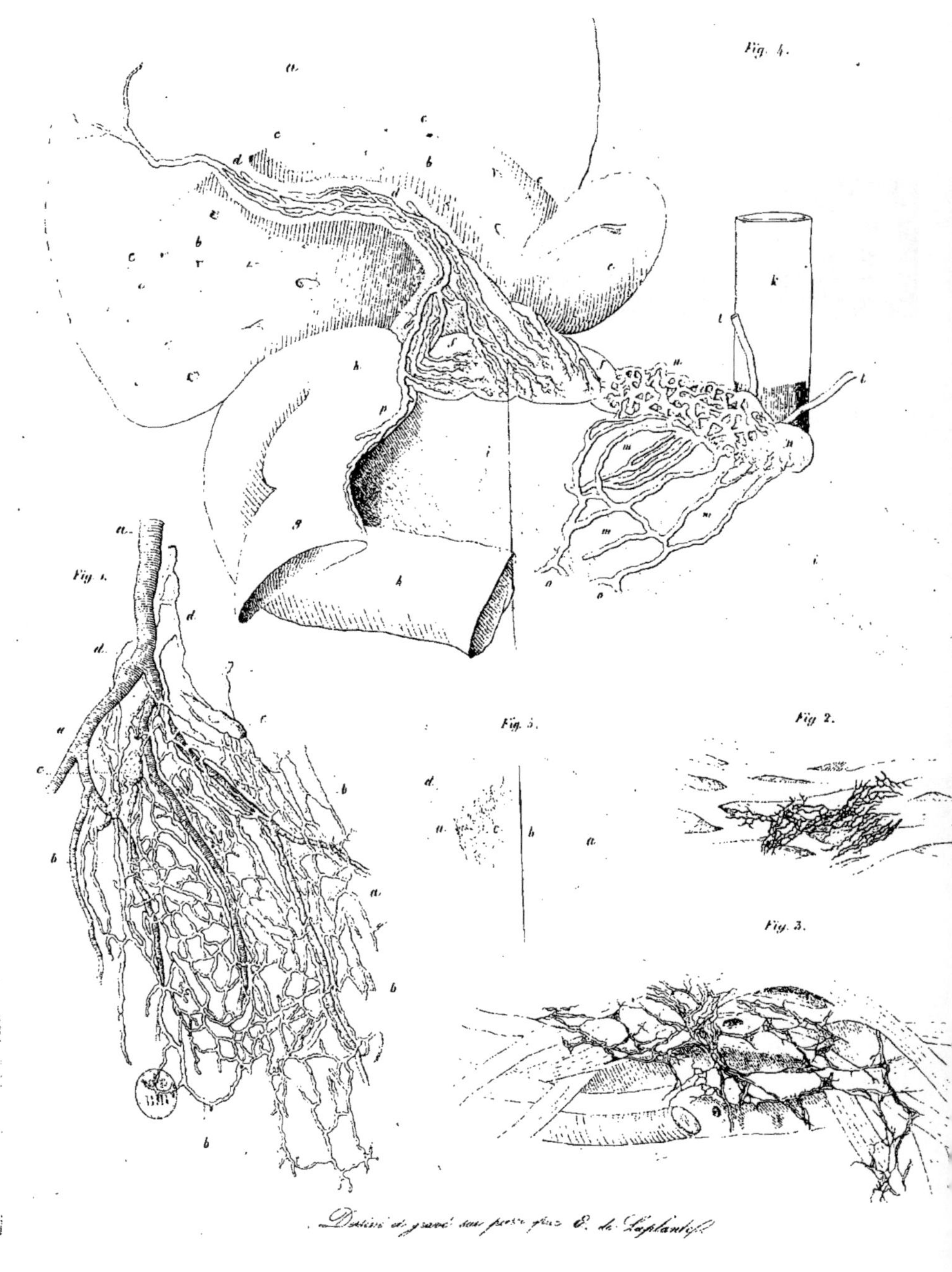
Fig. 4.
Fig. 1.
Fig. 5.
Fig. 2.
Fig. 3.

MALADIE DES VAISSEAUX [illegible]

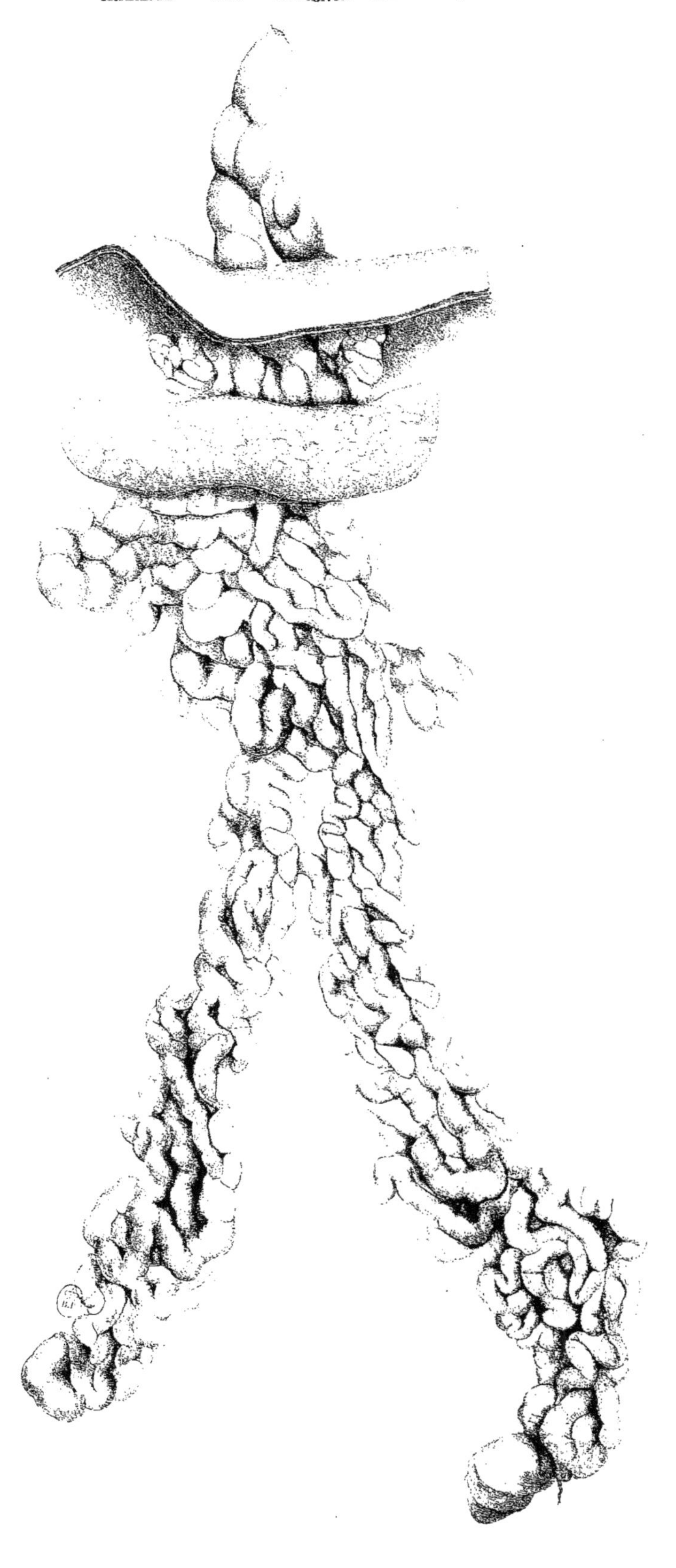

www.ingramcontent.com/pod-product-compliance
Ingram Content Group UK Ltd.
Pitfield, Milton Keynes, MK11 3LW, UK
UKHW020106200726
13856UKWH00002B/401